たった5分で体が変わる

すごい熱刺激

医学博士 人体力学・井本整体主宰
井本邦昭

サンマーク出版

もし、
熱によって治すことができなければ、
それは不治の病だろう

ヒポクラテス

たった5分で体に革命を起こす すごい熱刺激

「余命3か月と言われた膵臓《すいぞう》ガンが、3か月で消えていた」

「アトピー性皮膚炎のかゆみがその場で治まり、続けるうちに肌がきれいに」

「長年悩まされ続けた低下した視力が回復し、眼鏡が不要になった」

このようなうれしい声を、開業から半世紀にわたり数えきれないほど耳にし続けてきました。ほかにも腰痛、頭痛、坐骨神経痛、歯痛、肩の痛みなど、さまざまな痛みが消えた、**その場で血圧が20下がって基準値を下回った**、長引くと診断されたねんざが1週間で治った、ぽっこりお腹がすっきりした、など、多種多様な症状への劇的な効果を目の当たりにしています。

これほどの実績があるのに、することは本当に簡単です。**1回たった数分、特定の**

部位を「ある方法」で熱するだけ。しかも、どこの家庭にもあるものしか使わないので準備もお金も不要です。いきなり効果を実感できます。

「そんなおいしい話、あるわけがない」

こう思われた方も多いのではないでしょうか。

たしかに驚くべき効果ですし、信じがたい話かもしれません。**私は５歳のころから、整体指導者の父とともに大勢の方々が抱える病気や不調と向き合い**、後進の育成に加え一時は病院経営も行いながら、**人生の大半をかけてのべ１００万人ほどの体を診続けてきましたが**、「ここまで効くとは……」と私自身うなった症例がたくさんあります。

特に最初に申し上げた膵臓ガンを患った60代の女性のケースなどは、想像をはるかに超えたものでした。数か月後に亡くなってもおかしくないほど進行していたはずのガンが、３か月後にはものの見事に消え、はつらつとした姿を見せてくれたのですから。もちろん彼女は、今も元気に暮らしています。

では、なぜこのような症状を短期間で簡単に解消できたのでしょうか。

それは体の中に生じた熱不足をうまく解消できたからです。

人間の体は、体内の温度が一定に保たれるよう常時コントロールされています。1日のうちに大きく変動することも多い気温と異なり、5℃も下がったら生命の危機に瀕するほど繊細かつ重要なのが、この体温です。

みなさんは体温を、どうやって測っていますか。

一般的なのは体温計をわきの下にはさむ腋窩《えきか》式と口に入れる舌下式で、ほかに耳の穴に当てて測る、あるいは直腸で測る方法もあります。どれも体内の温度を把握する簡易的な計測法で、すべての部位が同じ温度になることはまずありません。

通常、体の奥のほうが筋肉や脂肪に守られているため冷えにくく、直径が数センチあるような太い動脈を温かい血液が絶え間なく流れているため、温度は高めです。この温度を「深部体温」と呼び、日本人なら目安は37℃と言われています。

測る位置が皮膚に近いほど低めになりやすく、指先や足なら30℃以下になることも。

また、同じ部位でも運動や入浴の直後などは血行がよくなっているため、温度は高めになるでしょう。たとえば食後の胃や腸には、食べものを消化するはたらきを高めるために血液が集まり温度は上がります。

このように**機能が活性化した部位は温度が上がりますが、逆に機能が低下した部位の多くは温度が低くなっていきます。**

「部分的な体温低下」がガンを呼ぶこともある

この「部分的に温度が低くなった状態」を長期間放っておくと、そこの体液の流れは悪化し、はたらきも低下していきます。すると臓器の機能まで低下して血管や筋肉が硬くなる、あるいはガン細胞が増殖するなどして病気や不調、痛みが生じやすくなるでしょう。しかも、もともと抱えていた症状まで悪化しやすいのです。

これを解消するのが「すごい熱刺激」のすごい力。

やり方は拍子抜けするほど簡単です。

❶ 濡らしたタオルを絞って電子レンジで加熱
❷ 熱すぎたら少し冷まし、気になる部位に数分当てる
❸ これを適宜、繰り返す

たったこれだけ。

みなさんが飲食店で熱いおしぼりを手にした回数は数えきれないほどでしょうし、女性なら美容にいいということで温めたタオルを顔に当てたことのある方は多いと思います。「すごい熱刺激」に使うのは、これに近いもの。**一般にはホットタオル、蒸しタオル、温タオルなどと呼ばれますが、体を大きく変えるすごい効果を得るには、ちょっとしたコツの実践が不可欠です。**

それについては追ってご紹介していくので、まずは少し熱めのタオルを気になる部位に当ててみてください。

どんな感じでしたか？

「はじめはちょっと熱いけど、なんだかとっても気持ちいい」

「もう一度当てたくなる」

「熱さを感じない。当てたところが冷えている感じがする」

こう思った方は、お気をつけください。

あなたの体は、部分的に熱が足りていないかもしれません。

熱不足の体は、病気や不調をどんどん呼び寄せる

すでに、どこかに何かしら病気や不調を抱えているか、その予備軍を体内に抱え込んでいるおそれがあります。

なぜなら体の各部位が果たすべき機能をきちんと果たしていれば、必要とされる部位への血流も確保されているはずだからです。全身の熱は充分足りているし、体液の流れもいい状態でしょう。だとしたら温まることで血流が回復して気持ちいい、とはなりません。必要と感じないばかりか、鬱陶《うっとう》しく感じることすらあります。

もし熱を感じないとしたら、注意が必要です。

その部位の体液の流れが悪くなってからかなりの時間が経ち、熱不足が深刻になっているおそれがあります。痛みや熱さを感じさせる感覚神経のはたらきが鈍るほど、患部の状態が悪化しているかもしれません。

痛みは、生きるうえで必要なブレーキである

感覚神経には、体の各部位に生じた異常を脳に知らせるはたらきがあります。

たとえば骨折したら、痛みと「骨が折れているから修復が必要」というシグナルを脳に届けます。これがなければ異常の生じた箇所を保護し治すことができず、酷使し続けるでしょう。やがて満身創痍《まんしんそうい》となって崩壊するおそれすらある。痛みは生きていくうえで必要なブレーキのようなものですから、利かなければ取り返しのつかない事故を起こすかもしれません。

神経の状態や血流が悪化し、麻痺したような部位が広がったり増えたりすると、そこが担っていた機能を補うために、ほかの部位が余分にはたらくことになります。そ

うすると、その部位の負担ばかりが過剰になるのです。

たとえば利き手を怪我すると、ものすごく不便です。もう一方の手で慣れないことまでこなさないといけませんし、疲れます。ストレスにもなるでしょう。体の中でも、これと同じようなことが起きていると考えてください。

適度な負荷なら、睡眠などで回復できるし体を活性化させる刺激になりますが、それが過剰になると体は疲弊し機能はどんどん低下していきます。すると当然、さまざまな病気や不調を抱えやすくなり、治りにくくもなる。放っておけば、症状がどんどん悪化することだってあるでしょう。

場合によっては、生きるために必要な体温をつくる力まで少しずつ落ちて、低体温になっていくことすら考えられます。

低体温の弊害や体温上昇のメリットは近年、広く知られるようになりました。体温が35℃前後に下がるとガン細胞の活動が活発になり、37℃前後だと体内で生じる化学反応が効率的に進んで快適に過ごせるという話や、さらに体温が40℃程度まで上がれば、平時よりかなりエネルギー消費量がアップし免疫力が数倍に跳ね上がるという話も、ずいぶん一般的になりました。

今から20年ほど前までは、発熱して体温が高めになったら解熱剤ですみやかに下げるのが主流でしたが、最近は「体にダメージを与えるような危険な発熱以外は、無理に下げない」と考える医師が増えています。自ら発する熱を活用して体を強くしていく以上に効率的なことはないのですから、これはとてもいい傾向です。

日本人の体温は下がり、体は弱り続けている

このように体温に対する認識は、時間をかけて少しずつよい方向へと変わってきたものの、日本人の平熱は下がり続けています。それに呼応するかのように、病気や不調を訴える人は増える一方です。

だからこそ、もっと多くの方に「すごい熱刺激」の存在を知ってほしい。

病気や不調との関連が強く疑われる局所的な熱不足も、全身に及ぶ低体温も、どち

らもまるごと解消できるパワーを秘めているからです。

熱を使った治療法はたくさんありますが、「すごい熱刺激」がそれらに比べ圧倒的にすぐれている点は、患部を「温める」力の強さではありません。熱によって刺激され自然に冷める過程で、患部が勝手に「温まる」ところにあるのです。

「温める」だけなら、熱い湯を張った湯船に浸かるのでもカイロを使うのでも、それこそ熱いお茶をすするのでもいいでしょう。湯船にしっかり浸かれば、たしかに体は温まります。でも皮膚表面を中心に全身の血流が一様に上がって温まり、時間とともに全身の血流は落ち着いて冷めます。これはこれで体によい点は多いのですが、局所的な熱不足は解消されません。**患部だけをピンポイントで変える「すごい熱刺激」と違い、入浴には病気や不調の原因を除去するような劇的な効果はないのです。**

カイロやホットパックは、一定の温度で温め続けることに長けています。でも、温度が下がらず湿度がないのが問題です。**温度変化がなければ刺激になりませんし、湿度のない熱は体内に浸透しにくいため体は変わりません。**

しかも、あまり長時間皮膚に接触させ続けると低温やけどのリスクが高まります。熱いお茶は、飲んだ直後はお腹が温まりますが、口の中では40℃前後あったはずの熱も数分で体温に近づいてしまう。いずれも体の中から発熱を促す効果はないため、患部が勝手に「温まる」ことはないのです。

「与えられるだけ」の熱では体は治らない

これらが示す結論は「外からの力に頼り続けていたら患部の熱不足を解消できない」ということ。温度を上げる手助けが得られなくなった時点で再び冷えていくわけですから、焼け石に水とまでは言わないものの、短期間で体を変えて病気の根本原因を取り除くほどの劇的な効果は期待できないでしょう。

外からの力でも、たとえば心臓の停止した方に施す心臓マッサージのように、機能が低下したり停止したりした部位が再びはたらき始めるきっかけをつくれればいいのですが、一般的な温め方で患部をピンポイントに刺激するのは至難の業。**漫然と温め**

ていても、体は永遠に変わりません。

体の各部位のはたらきを回復させるには、自律的に温かい血液がしっかり流れ続けるようになるための刺激が必要。これをたった5分で実現し、体の中から熱を呼び起こすのが「すごい熱刺激」なのです。

さきほど申し上げたように「すごい熱刺激」にはコツがあります。

体を温める方法は数多くありますが、このコツを知らずに行うと、症状が改善されないどころか悪化させてしまうことすらあります。

そんな例があまりに多いので、私自身も幼いころから当たり前のように親しんできた、熱を使って体を変えていく誰もが簡単にできる方法を「すごい熱刺激」としてまとめることにしました。

「すごい熱刺激」に本気で取り組めば、病気や不調の原因を体から追い出して、たとえ何かを患ったとしても治る力が身につきます。多くの人に広まれば、膨れ上がり続ける日本の医療費を大幅に削減することだって夢ではない、と私は確信しています。

こう言いきれるのは、劇的に変化した症状を今も確認し続けているからです。

あらゆる症状に効く、それがすごい熱刺激

ねんざや骨折なら整復されていれば、すり傷や切り傷なら傷口がふさがってさえいれば、熱刺激の力で圧倒的に早く、きれいに治ります。打ち身なら、翌日にはどこを打ったかわからなくなるほどの症例も。**腰痛、頭痛、肋間神経痛、生理痛、白内障、老眼、帯状疱疹、アトピー性皮膚炎などは、患部に熱刺激を繰り返すことで症状が緩和されるだけでなく、完治した例も多数ありました。**

熱刺激には**自律神経のはたらきを改善する力もあるため、不眠、精神的イライラ、更年期障害、慢性疲労など、患部を特定しにくい症状にも有効です。**体温が1℃上がると基礎代謝が13％上がるという話もあるので、体脂肪が気になる人だって続けるうちに効果を得られるでしょう。各症状別に、熱刺激をすべき位置と理由を紹介していくので、あなたが抱える症状に合わせて実践してみてください。

本書で例に挙げた方々の中には、ご自身の症状が完治してから家族にも熱刺激を勧め、何か不調を感じるとお子さんたちが自ら行うまでになった例もありました。この家族は、今も医者に頼ることなく健康に暮らしているため、医療費をかけずに数十年過ごせていると聞いています。

喜ばしいことに、**熱刺激を取り入れた病院で患者さんの痛みや症状の緩和に効果を上げた、という報告も耳にするようになりました。**内科医や歯科医が、痛みや不快感の解消に即効性のある方法として診療に取り入れているようです。

一生のつき合いを覚悟している病気や不快症状に悩む方はもちろん「ちょっと調子が悪いな……」というときにでも、1回でいいから試してみてください。

きっと、驚きの効果を実感できるはずです。

あなたと、あなたにとって大切な人が、快適に生きられる時間を少しでも増やす一助となれば幸いです。

すごい熱刺激の
いちばん簡単なやり方

用意するもの

やや厚手のタオル

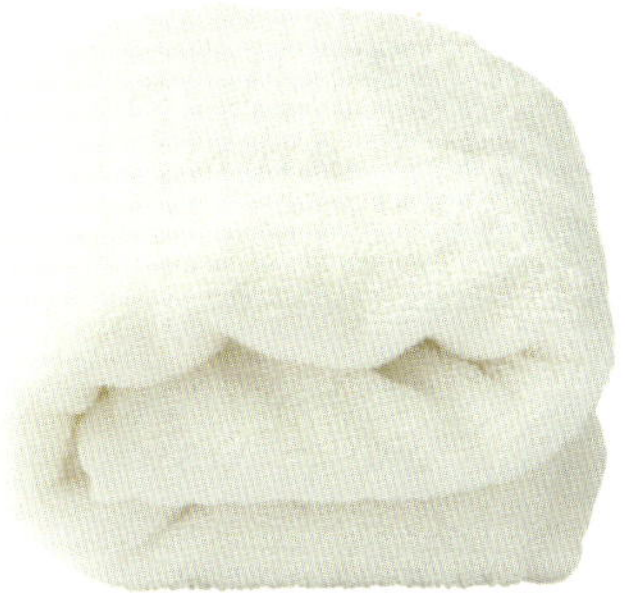

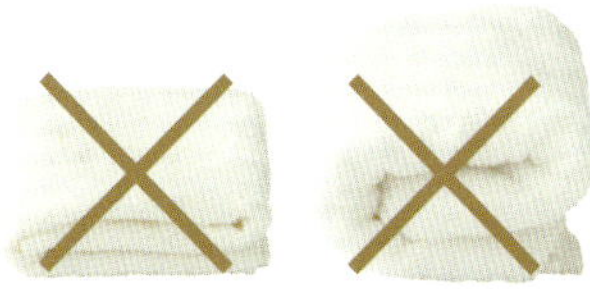

薄すぎるタオルはすぐに冷めてしまい、厚すぎるタオルは冷めるまでにかなりの時間を要するため、おすすめできない。

＋

タオルを濡らして熱するもの

電子レンジと水　か　**熱湯**

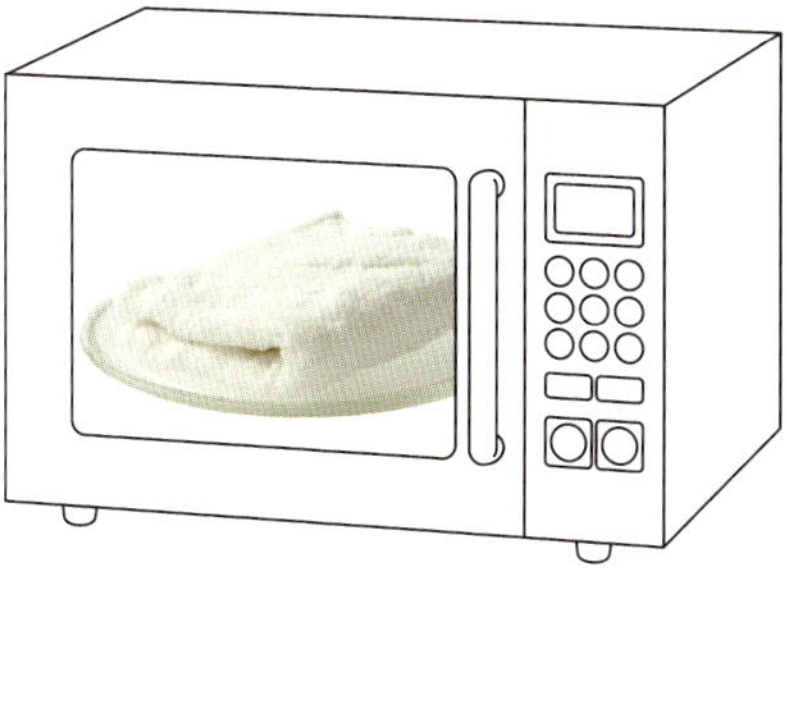

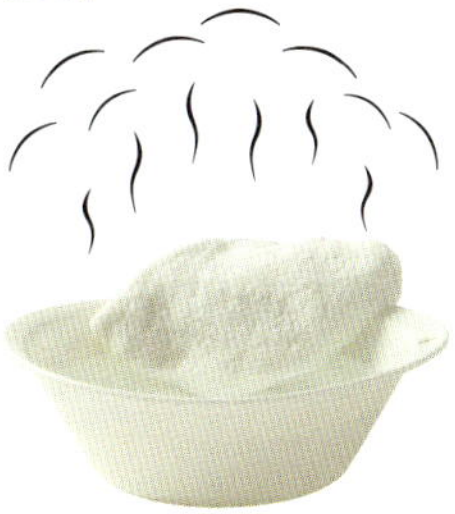

熱湯に浸して絞る場合、やけどしないようにゴム手袋などをはめる。

やり方

1 折る

やや厚手のフェイスタオル（85センチ×35センチ程度）を用意。タオルの長辺を3つ折りにし、さらに2つ折りにする。

2 絞る

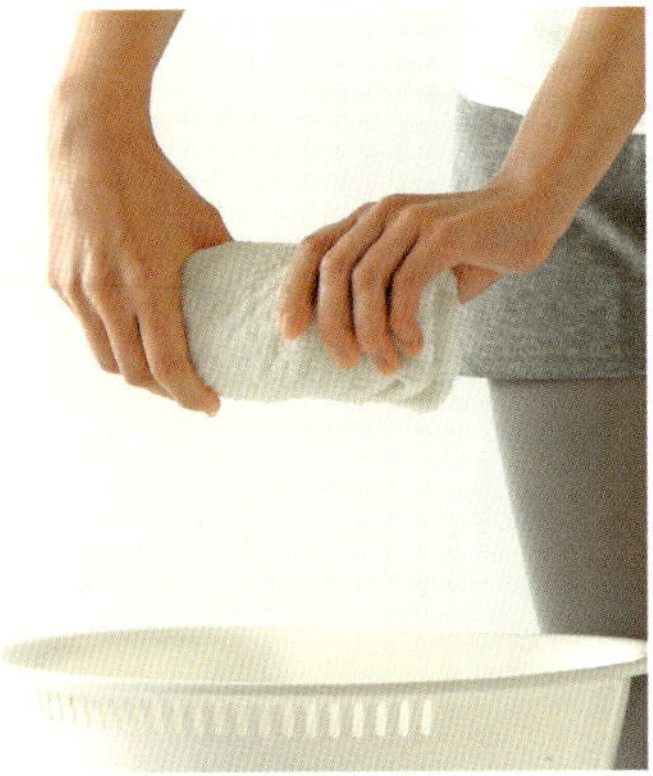

水で濡らしたら、水がしたたらない程度に絞る。びしょびしょだと当てているうちに水がしたたり、絞りすぎだと水分不足で温熱効果が薄れる。タオルはいわゆる「手ぬぐい」のサイズだが、手ぬぐいのように薄くて毛足がないと、体の奥まで熱が浸透しにくく冷めやすいため、効果が薄れる。

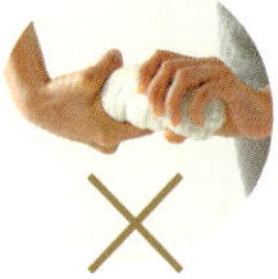

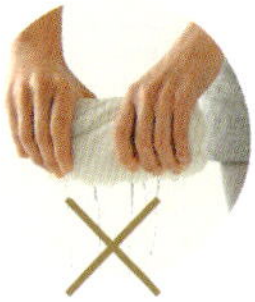

3 熱する

電子レンジ(600ワット)で1～1分半程度、熱くなるまで加熱。タオルが含んでいる水分量によって時間を前後させる。冬場など水温が低いときは、もう少し長く加熱しよう。お湯を使う場合は、ゴム手袋などをしてやけどしないように。

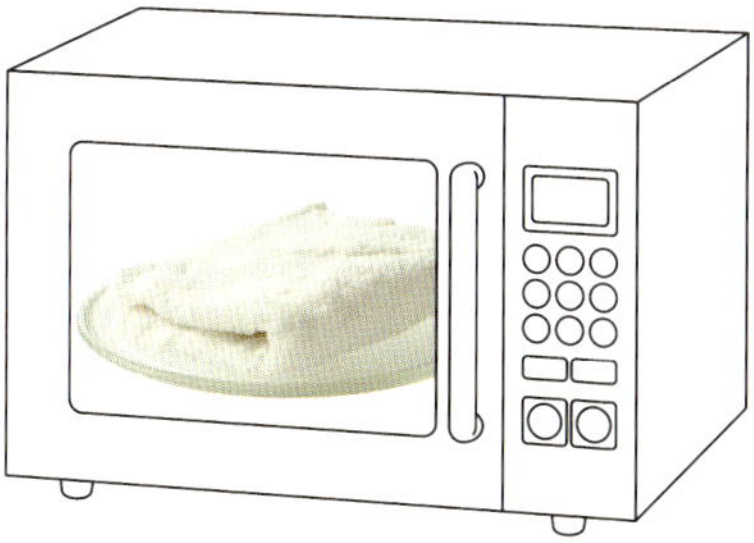

4 たたむ

患部の面積に合わせて、さらに2つ折りか3つ折りにする。大きく広げすぎると、すぐに冷えて熱が体の奥まで浸透しないため効果がない。やけどしない程度に冷ます。

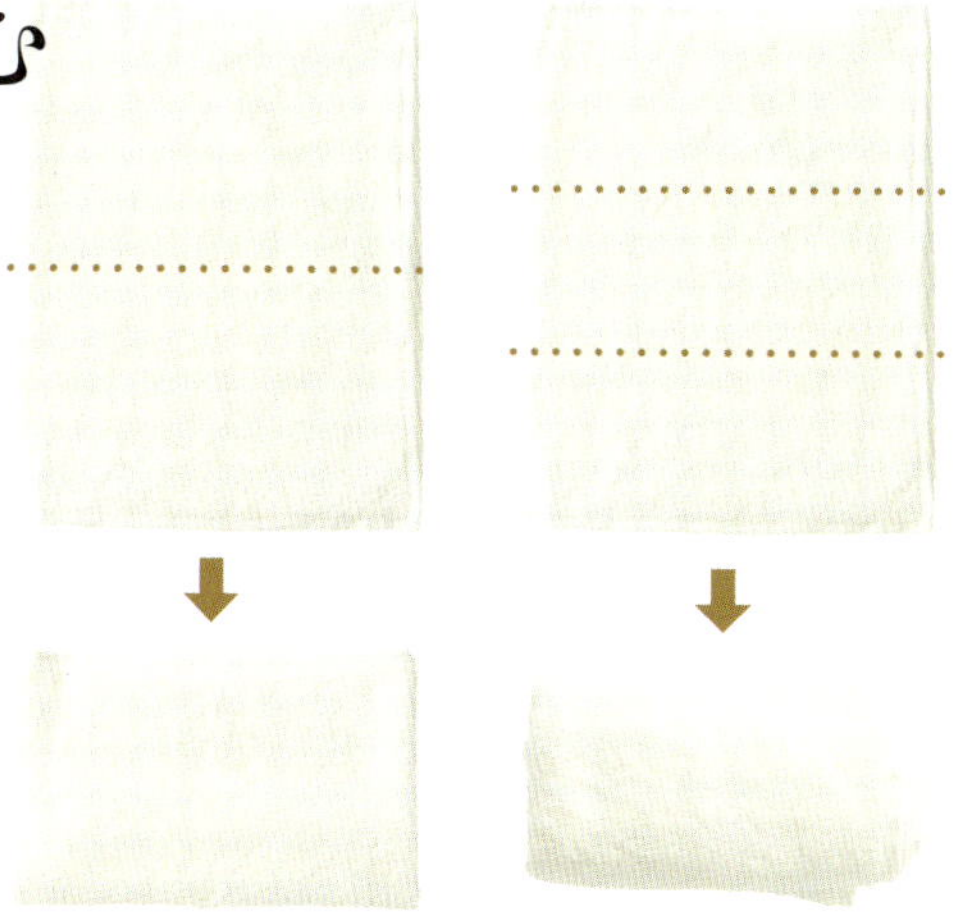

5 当てる

気になる部位に直接、タオルを当てる。
熱すぎると思ったら、すぐに離す。

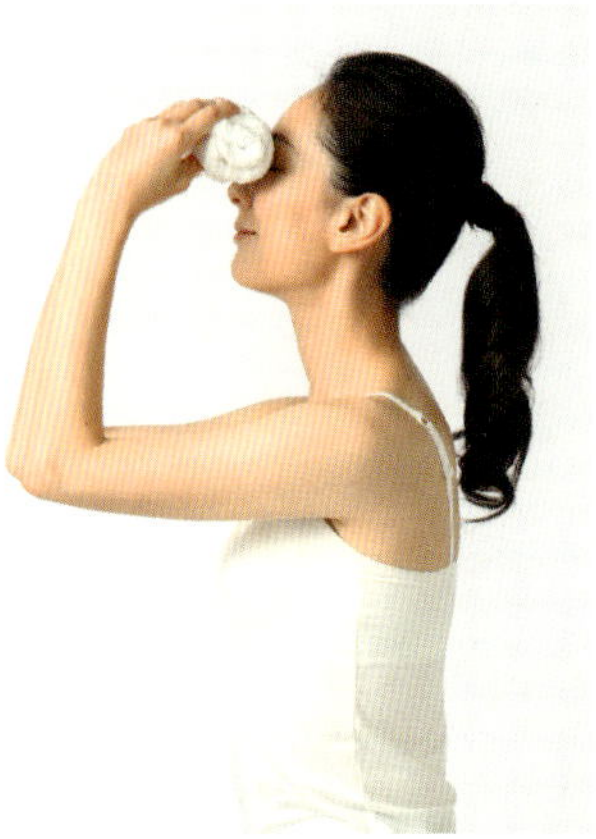

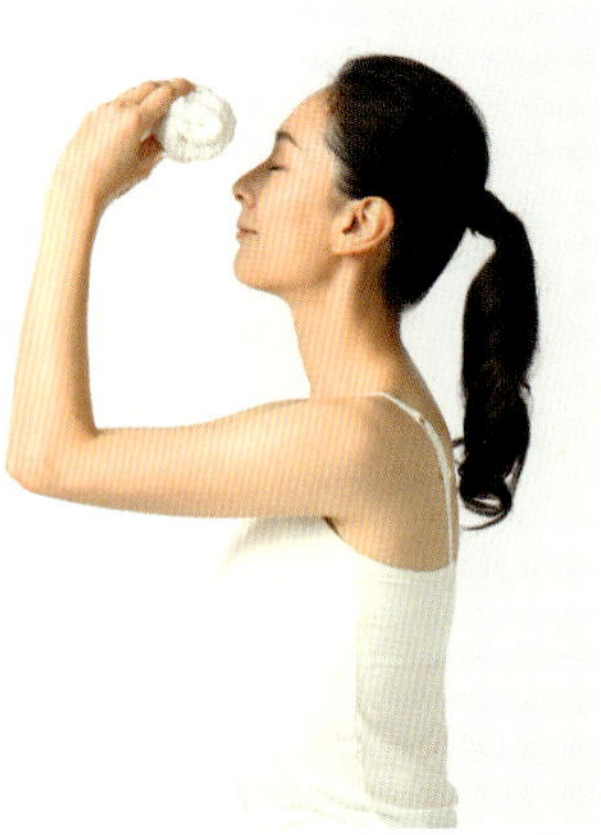

3～5分経って温かさを感じなくなったら、タオルをはずして皮膚を拭く。物足りなければ、使ったタオルを再加熱。やけどしない程度に冷ましてから、もう一度熱刺激をしよう。一度に行うのは1か所のみ。

回数を重ねると熱が浸透しやすい

体の奥まで熱が浸透したかは、肌に赤みがさしたかどうかでもわかる。体の状態がよくないと最初は赤くならないが、何度か行ううちにタオルを当てた部位全体がきれいに赤くなってくる。

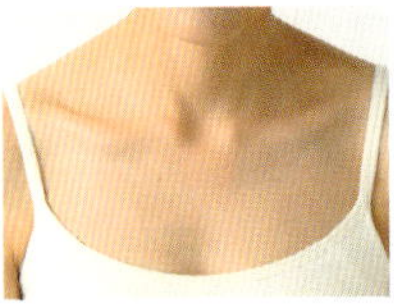

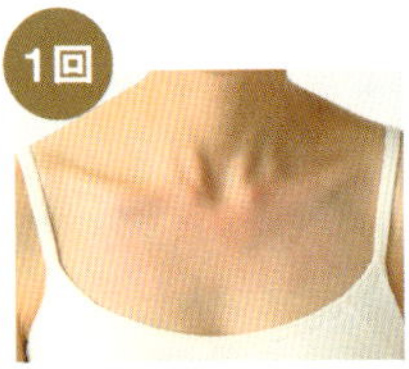

1回

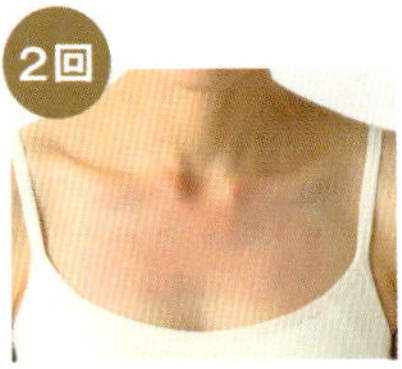

2回

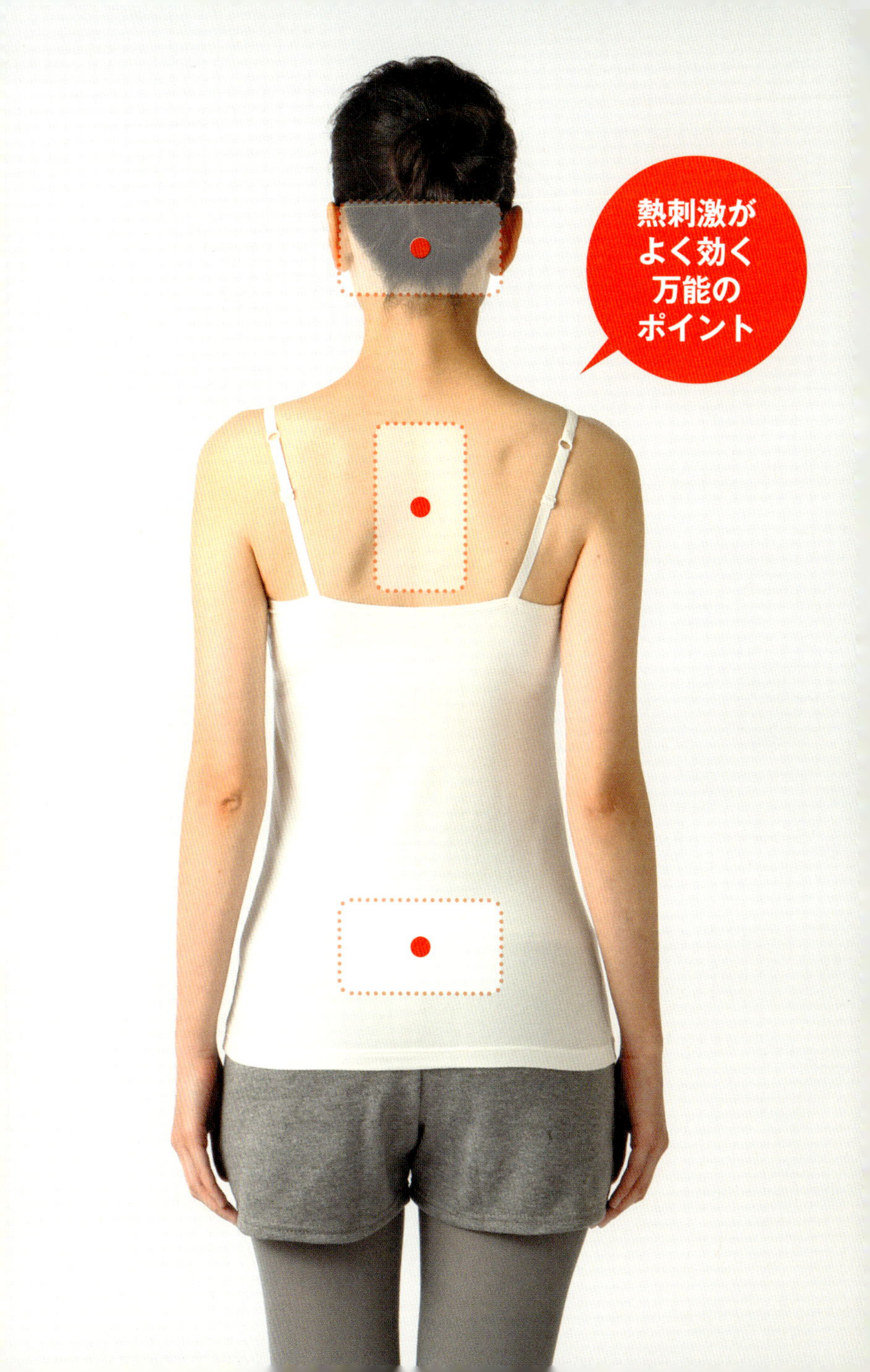
熱刺激が
よく効く
万能の
ポイント

すごい熱刺激 7つのメリット

1

たった5分でいきなり効果を実感できる

即効性のある内服薬でも効くまでに数時間はかかります。薬が消化器から吸収され血液に乗って「効いてほしい部位」に届くまでは、効果が得られないからです。注射や点滴ならすばやく届きますが、いずれにせよ実感が得られるとはかぎらない。すごい熱刺激なら、5分あれば効果を実感できます。自分でやって、いきなり体の変化を実感できる人が圧倒的に多いのが特徴です。

2
腰痛などの痛み、首や肩などのこりが消える

痛みやこりの多くは、どこかが冷えているから起きるもの。マッサージなどで緩和しようとしても、その効果は一時的です。なでるくらいなら気持ちいいだけですが、揉みほぐすと、その強い刺激から守るために体は硬直します。熱刺激なら、そんなことなど考えず、気になる部位に当てるだけでOK。簡単です。

3
とにかく気持ちいい

熱の足りない部位を熱刺激すると、最初は熱さを感じますが、すぐに心地いい温かさが広がります。血液の流れが悪く冷えてしまった、いわば冬眠状態だった部位すら目覚めるかのように元気になるのです。この爽快感は、ほかではあまり実感できないでしょう。

4

慢性疲労やだるさが解消される

体が部分的に熱不足に陥っていると、老廃物を含んだ血液がそこに滞ります。この状態が神経を介し脳に伝わってストレスになり、場合によっては炎症を起こすなどして疲労感の原因になりかねません。熱刺激をすれば熱不足の部位も循環を取り戻し、つらい疲労感やだるさも消えていきます。

5

精神的にラクになる

機能が低下した部位を体に抱え、そこがつねに微弱なストレスにさらされ続けると、精神的にも悪影響を及ぼします。すると深い呼吸ができなくなり、さらに交感神経優位の状態が続いてリラックスできず、眠りが浅くなるという悪循環に。熱刺激で自律神経の機能低下が解消され呼吸が深くなれば、長く続いたストレスから解放されて、精神的にもラクになります。

6

病気や不調の芽を摘む

日々の忙しさで予兆を見過ごし健康診断などで大きな病気が見つかったり、痛みや不快感が慢性化したりしてから対処しても、治すのに時間がかかります。本書では病気や不調の鍵を握る部位を可能なかぎり特定するので、そこに熱刺激をしておくだけで病気や不調を遠ざけられます。

7

老化や加齢にともなう諸症状にも効果あり

さまざまな体の衰えを老化のせいにしてしまいがちですが、そうすると同じ年齢でも若々しく元気な人がいることの説明がつきません。熱刺激をすると皮膚の新陳代謝が活発になり、肌がきれいになります。臓器のはたらきや特定の関節の動きを低下させ、衰えに拍車をかけていたアンバランスな体の状態も緩和・解消する力があります。

もくじ

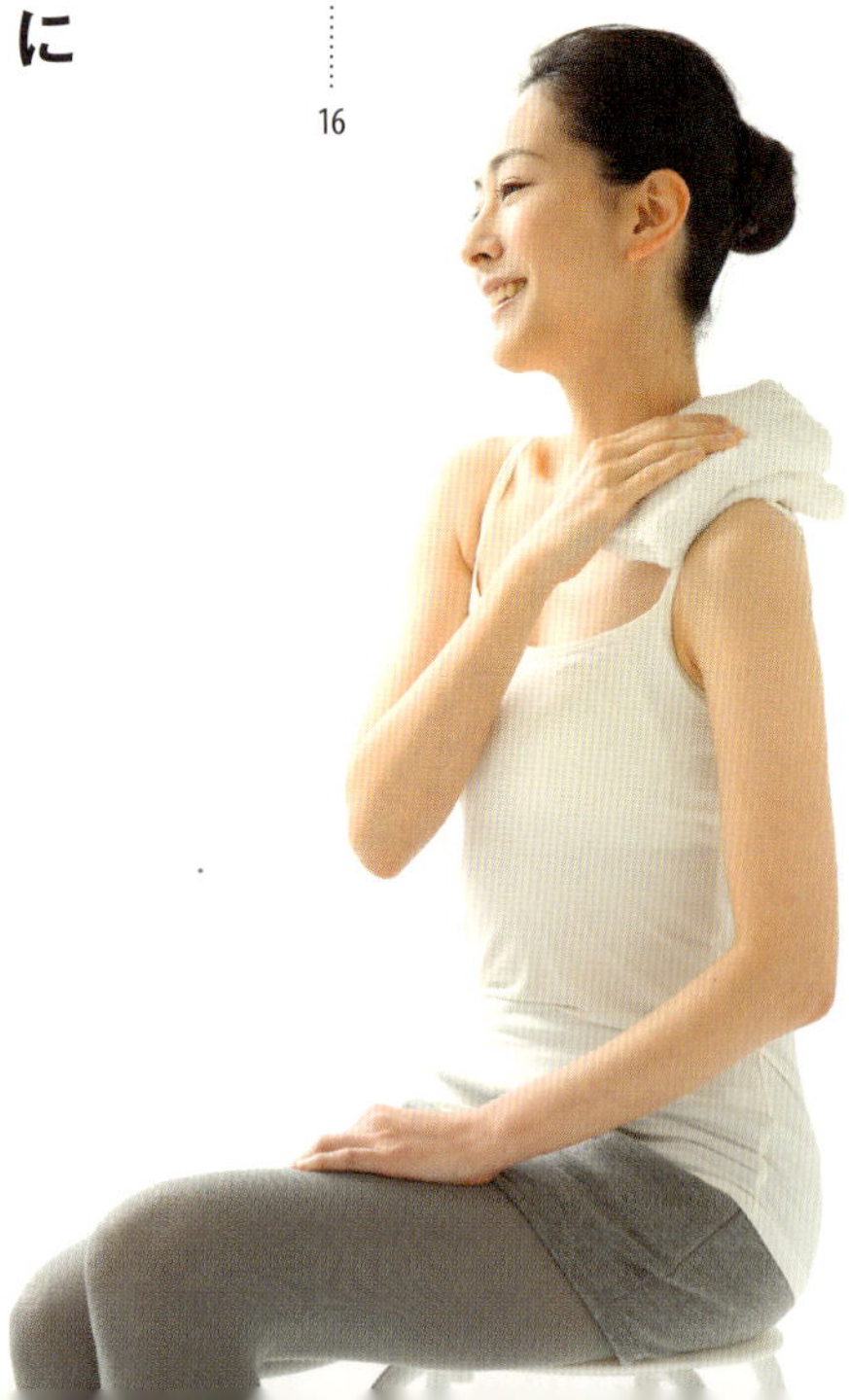

2

すごい熱刺激が体によく効くしくみ……53

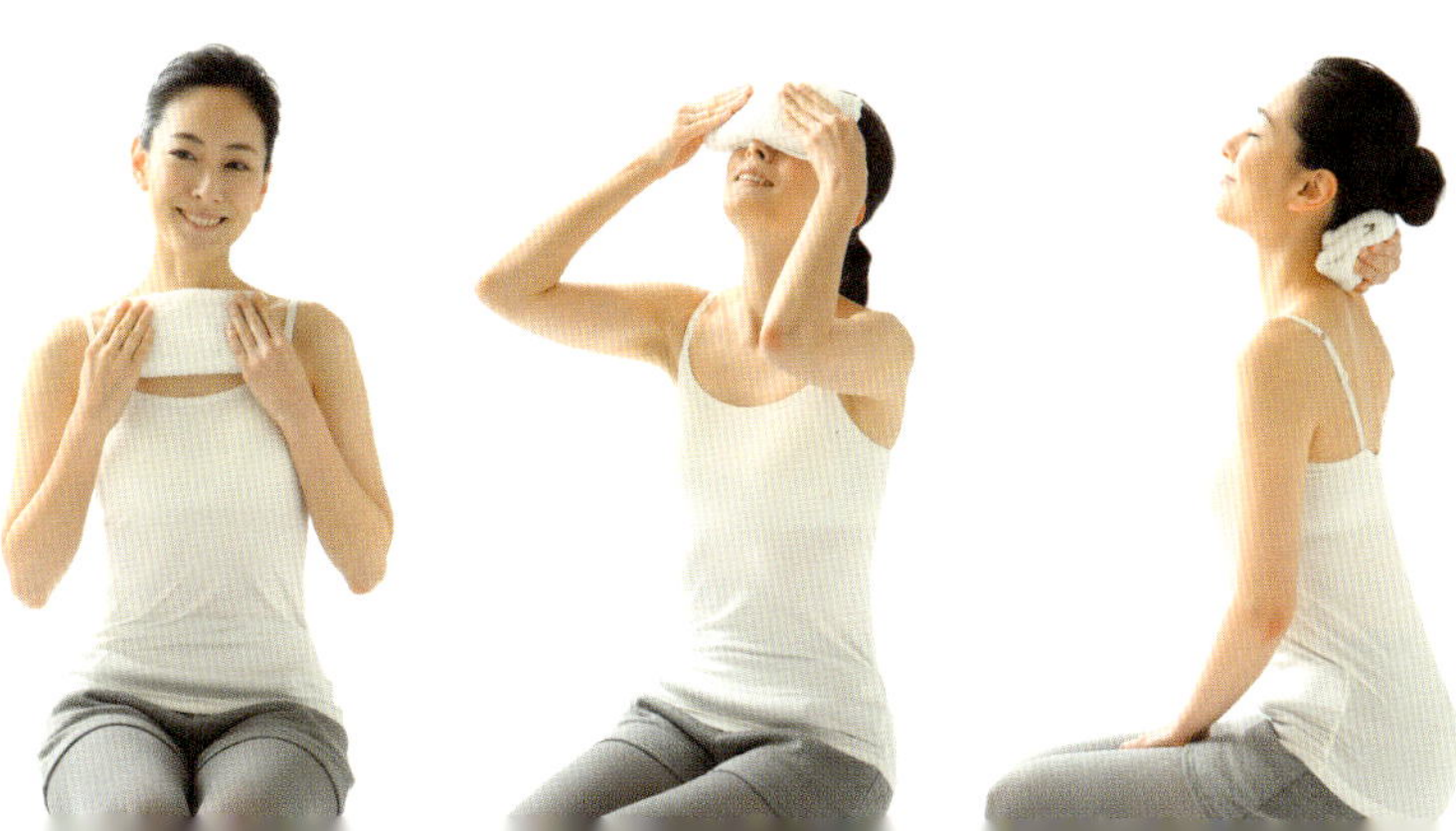

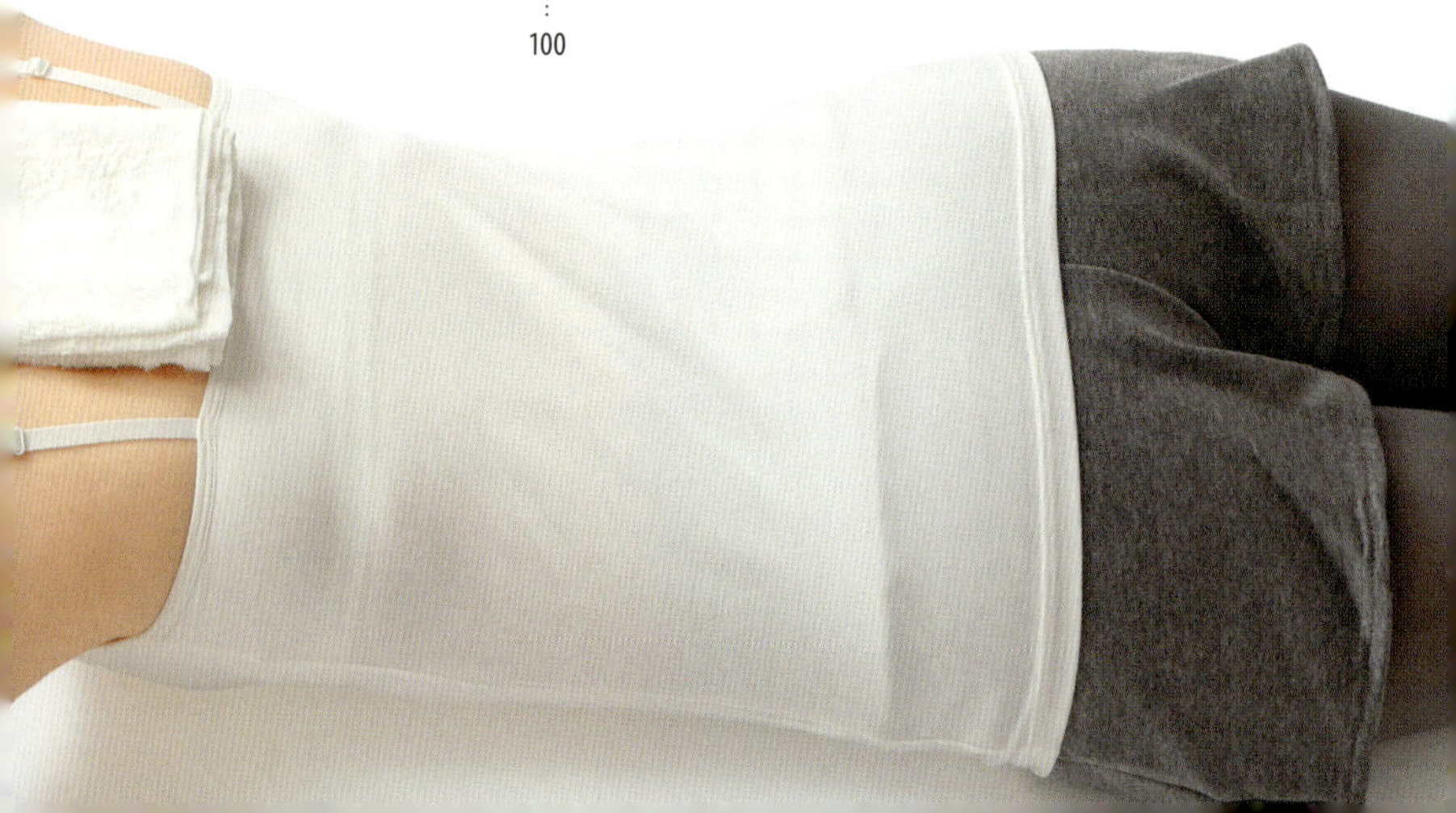

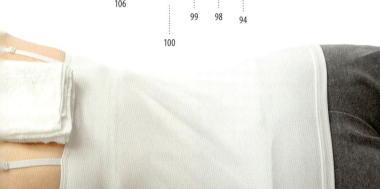

4

病気や不調が「勝手に治る体」とは …… 109

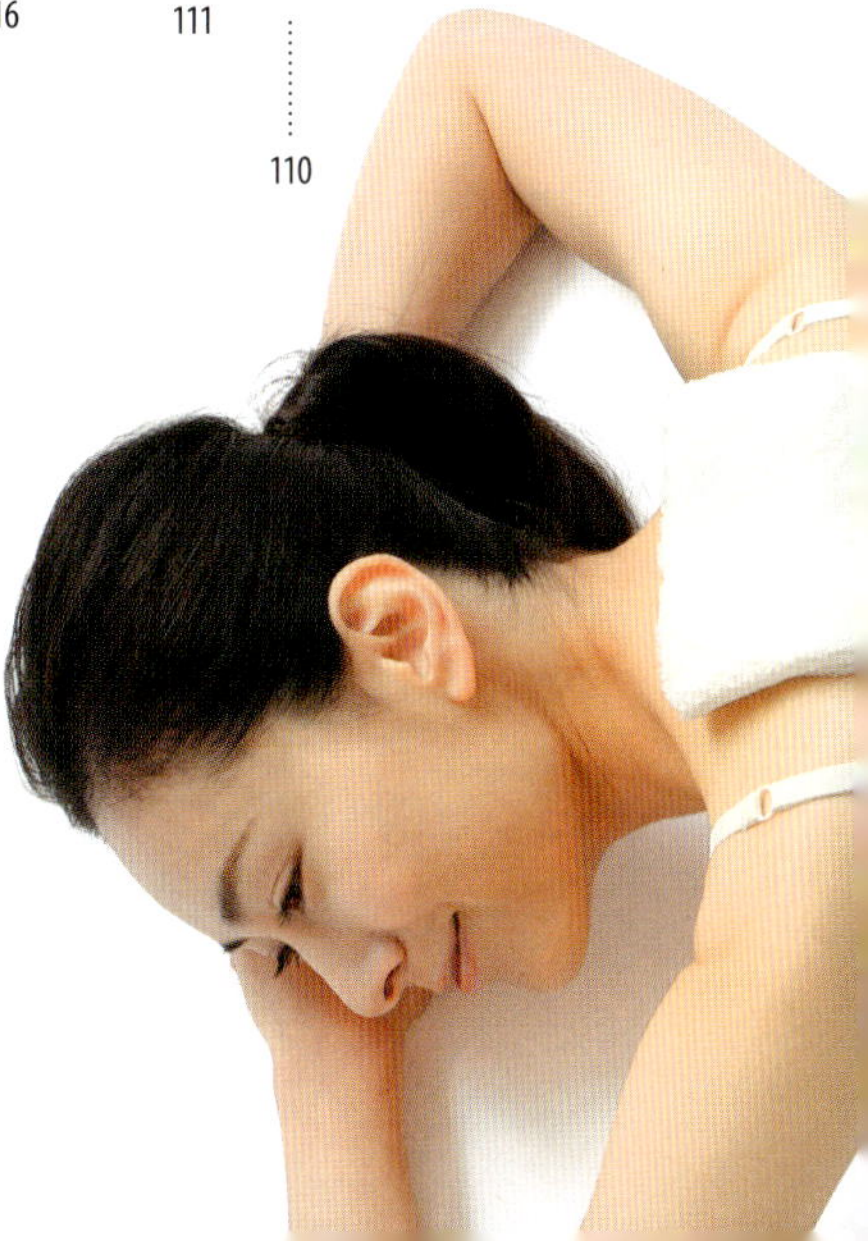

5

弱った体を強くするすごい熱刺激

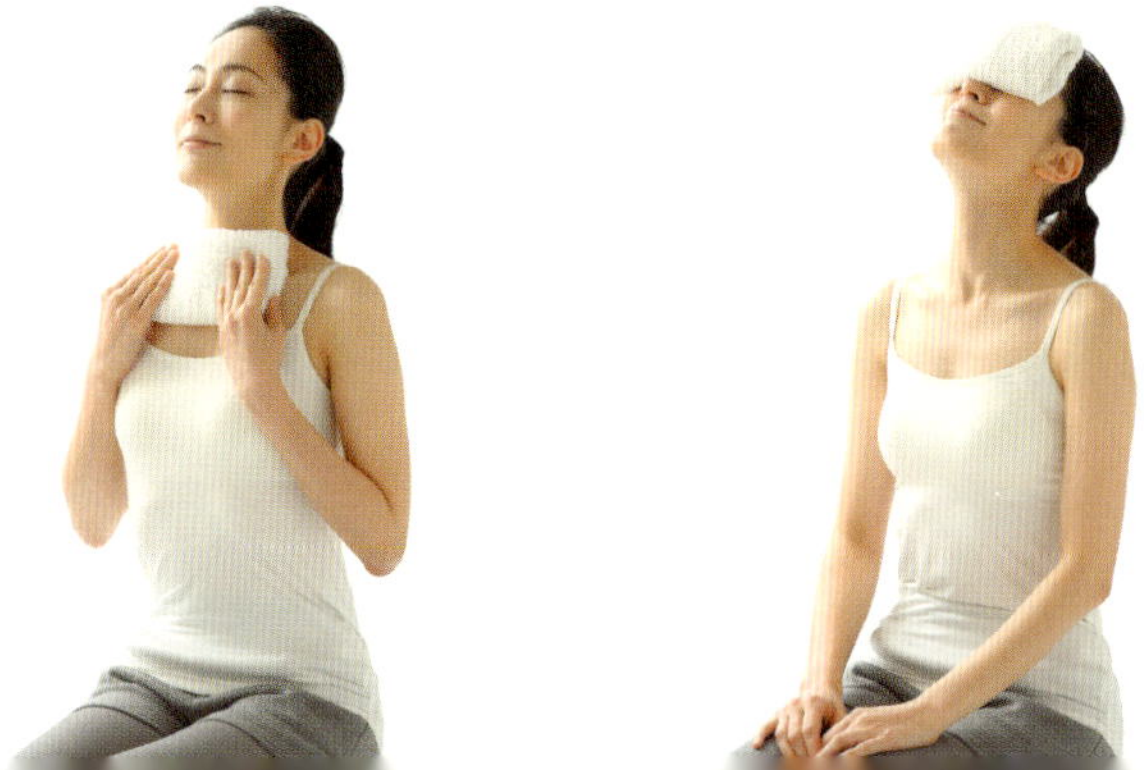

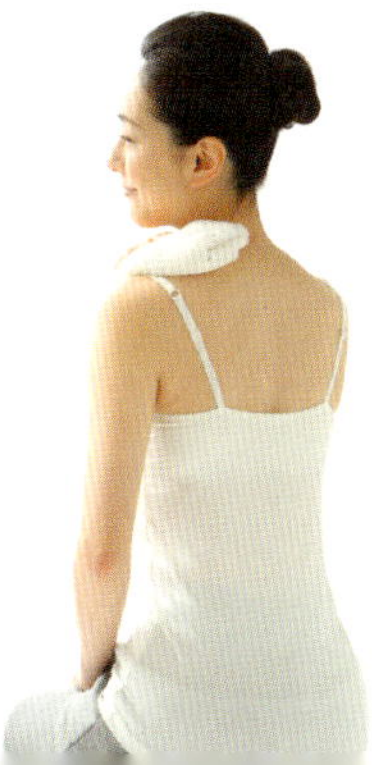

ブックデザイン　轡田昭彦＋坪井朋子
イラスト　宮崎信行
撮影　金田邦男
モデル　田村るいこ（スペースクラフト）
ヘアメイク　竹内美紀代
校正　くすのき舎
編集　小元慎吾（サンマーク出版）

※熱刺激の効果には個人差があります。

1

なぜ、あなたは病気や痛みに悩まされ続けるのか

私は基本的に週2回、東京と山口を往復していますが、その移動日も含めて、ほぼ毎日数十人の体を診続けています。年代は、新生児から私の親の世代にあたる90歳を超える方までさまざまですし、訴えられる症状も不定愁訴から糖尿病やガンといった病名のつくもの、骨折やちょっとした違和感など多種多様。急に体調をくずした海外の要人が運び込まれたこともありました。

こうした中でつねに感じているのが、**現代人は昔の人に比べ病気や怪我の治りが遅くなっている**ということです。当時とは、生活も環境も食べものも変わっていますし原因はさまざまでしょうが、現代人の体にはある共通点があります。

どんなことだと思いますか。

それは体の奥が硬く冷たく感じるということです。

私が体を診るときは、いくつかの部位を指先で確認します。いらっしゃる方の中には、病院をたらい回しにされて瀕死の状態だったり首の骨を折っていたりする方もいるため、瞬時の的確な判断が生死を分けかねません。ですから指先の感覚はつねに研ぎすまされており、絶対の信頼を置いています。

失礼を承知で言いますが、これまで診てきたのべ100万人近くの方々の顔や名前はあまり覚えていません。でも後頭部や背骨に触れた瞬間、その人の体の特徴や症状が鮮明に蘇ります。

病気や不調、痛みを抱えやすい体は硬く冷たい

この指先の記憶によると、**現代人の多くは後頭部や背骨、お腹が硬く、感じる温度も冷たくなっています。そういう方の体の各所には、熱不足とでも呼ぶべき部位が点在しているのです。**

このような体の方は、病気や不調、痛みを抱えやすく治りにくい傾向が強い。では熱不足の部位では、いったい何が起きているのでしょうか。

これを知ると、ちょっとしたことですぐに寝込んだり、さまざまな病気や不調、痛

みを抱えたりする理由がわかります。まずは体の最小単位である、細胞レベルで起きていることからお話ししていきましょう。

体は、部分的に死んでいる？

部分的とはいえ「死んでいる」という言葉を耳にすると、ギョッとする人がいるかもしれません。でも**「死んでいる」部分は、じつはつねに目にしています。**わかりやすい例を挙げてみましょう。

たとえば皮膚は28日周期で入れ替わると言われていますが、これは1日目に生まれた皮膚細胞が28日目には死んで剥がれ落ちるということです。剥がれ落ちる前の皮膚によって角質層ができていて、ここには血管が通っていません。角質層の細胞はこれ以上成長しない完成形で、体が必要以上に熱くなったり冷えたり、乾燥したりするのを防いでいます。皮膚をこすることで取れる垢は角質層の表面にある「死んでいる」皮膚細胞ですし、耳垢は耳の穴の皮膚細胞が剥がれたもの。エネルギーの貯蔵や解毒などをつかさどる肝臓の細胞は10日あれば入れ替わると言われていますし、**腸壁などにある新陳代謝の早い細胞は、わずか1日で入れ替わっています。**

もちろん心臓の筋肉のように基本的に再生しない細胞も、骨のように寿命が非常に長い細胞もありますが、こうした長生きする細胞は、細胞内に酸素や栄養素を取り込んで不要物を排出することを長期間繰り返しています。

そのほかの多くの細胞が生まれて死んで、また生まれて、を一定のサイクルで繰り返し入れ替わっているから、生きていられる。だから部分的に「死んでいる」のは、ある意味当たり前です。

問題は「死んでいる」細胞が局所的に異常発生して滞ることにあります。目ばかり酷使すると眼精疲労になり、手ばかり使う作業を繰り返すと腱鞘炎になりやすいように、特定の臓器や部位に負担がかかりすぎる生活が続くと生じやすくなるのです。

知らぬ間に体を蝕むのが体液の滞り

役目を終えた細胞は免疫細胞などによって分解され、体内で再利用されるか体外に排出されるかします。ですが体液の流れが滞った部位では、それがうまくいかず残り続けてしまう。これは流れの悪い下水管に溜まるゴミのようなものですから、放っておくと異臭を放ちかねません。決して気分がいいものではありませんが、それだけでなく**「死んでいる」細胞は健康な部位に悪影響を及ぼす**のです。

まず、その細胞は熱を発しないため冷えます。すると、まわりの温かい細胞から熱を奪い続け、さらにほかの細胞への体液の流れを阻害する負の連鎖に。こうして体に不要なものが増えてしまったとしても、何かのきっかけで流れて体外に捨てられれば重しがはずれたかのような爽快感を得られます。

でも体液の流れが悪いと、それがうまくできません。

「死んでいる」細胞は
周囲の細胞から熱を奪う

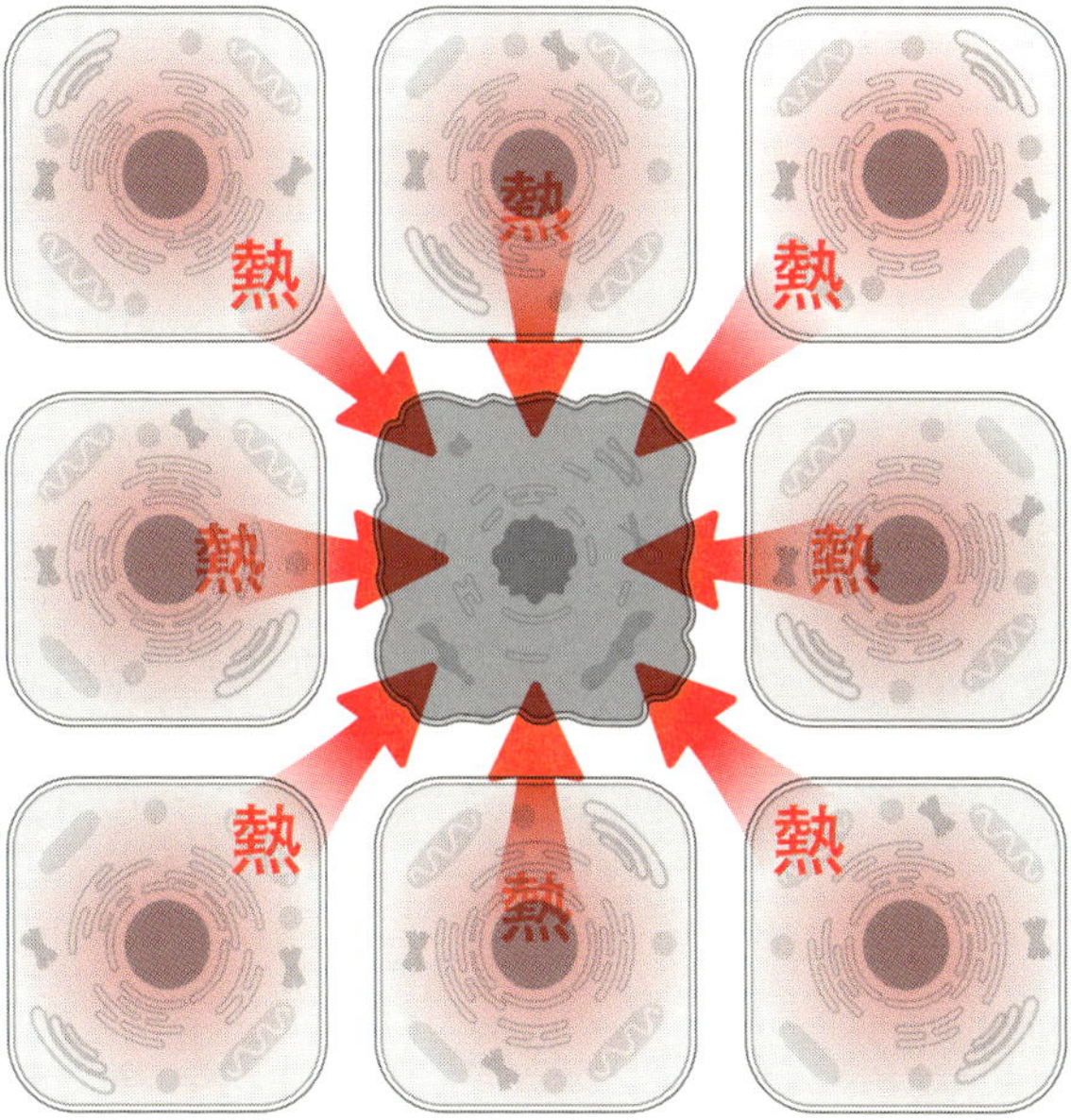

体液の滞りは、病気や不調を抱えた体を診ると必ず見つかるものです。人体の60～70％は水分でできているため、この巡らない状態を神経は敏感に感知し、脳に痛みや不快感というシグナルを送ります。**あなたが痛みや不調を感じている部位は、何かの原因で体液が滞り、局所的な冷えに見舞われていると考えて間違いありません。**

人間の体は数十兆もの細胞でできており、その一つひとつに栄養素や酸素が届くから正常に活動できています。もちろん、たくさんの細胞が集まってできた臓器や筋肉、血管や神経が機能するのも、栄養素や酸素が行き渡るからこそ。私たちが生きていられるのは、体に必要なものが巡って必要とされるところにきちんと届くからです。

体液が滞って栄養素や酸素が不足した部位では、細胞自体の活動が停滞します。すると、そこに隣接する筋肉、血管や神経などの機能も低下しやすい。私たちが、食べものがないと飢え酸素がないと苦しいように、体内でも強いストレスが生じます。

病気や不調、痛みを抱えやすい人ほど滞りを自力で解消できません。こうして**流れを取り戻せないままいると、そこは機能的に「死んでいる」状態になるのです。**

細胞の中に酸素や栄養素が入って

熱と代謝物になる

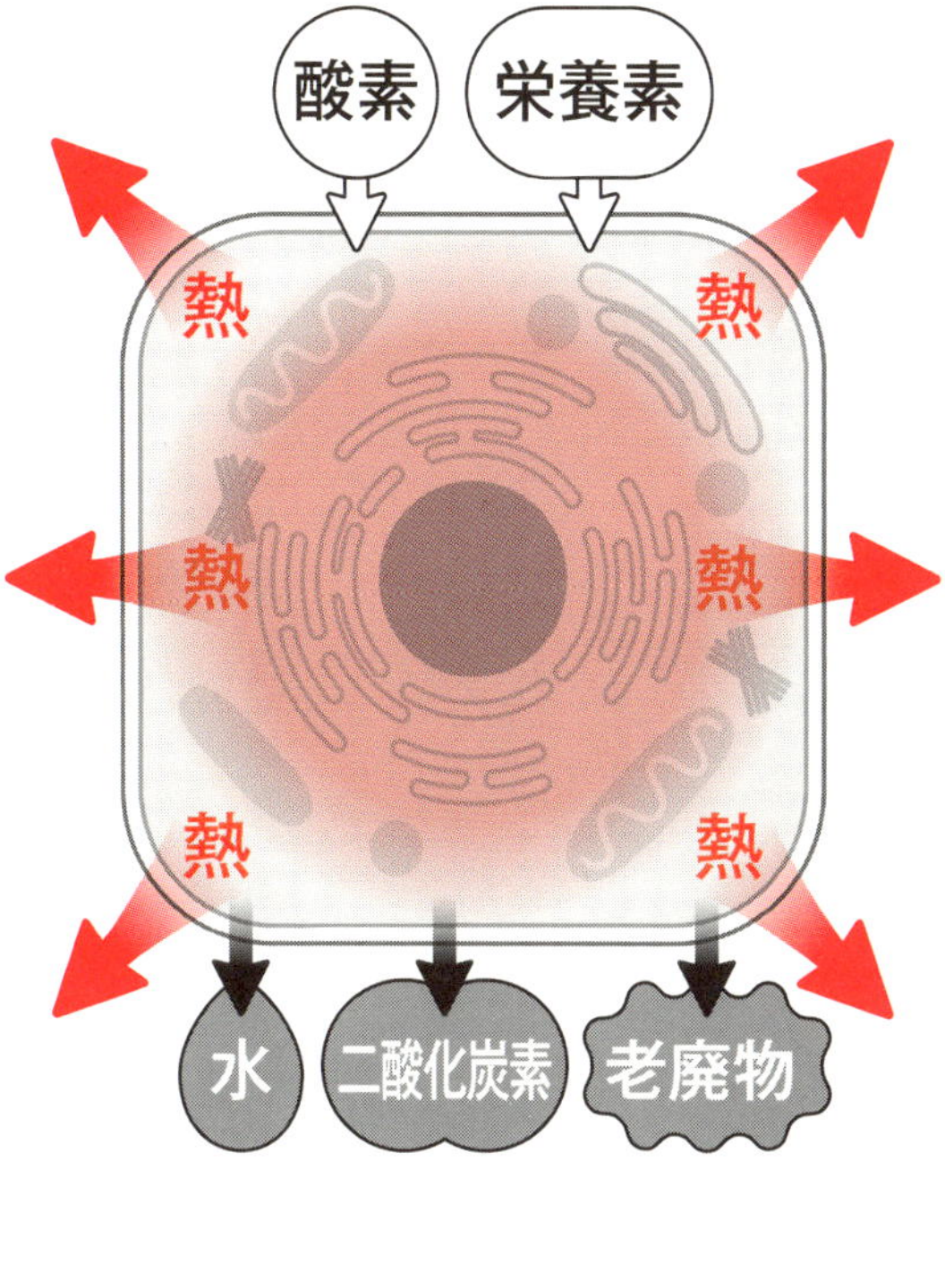

この栄養素や酸素を全身に運ぶ重要な役割を担っているのが、血液です。栄養素や酸素を含んだ血液は、毛細血管を通じて細胞内液に届きます。細胞内液はなんと体重の40％も占めると言われるほど大量にあるものです。栄養素や酸素は体を動かし修復するために使われ、不要な代謝物を静脈で回収する。これを休みなく繰り返す血管は本当に働き者ですし、**体重のわずか5％程度しかない血液がいかに大切かよくわかります。**この「運搬と交換」が滞ると、こんなことが起こります。

血液中の酸素がうまく届かないと、まず細胞が活動するための熱（エネルギー）をうまくつくれなくなります。「血糖値」という言葉が示すように、血液には糖が含まれていますが、この糖と酸素が結びつくことで全身が活動するエネルギーを得ます。マッチとろうそくがあっても酸素がなければ火を灯し続けられないように、酸素がなければ糖を燃やせず熱を得られません。

この熱ができるプロセスは体内で生じるさまざまな化学反応のひとつで、人間が生きていくうえで重要な役割を担っています。

動脈から酸素と栄養素をもらい
静脈で代謝物（水、二酸化炭素、老廃物）を回収する

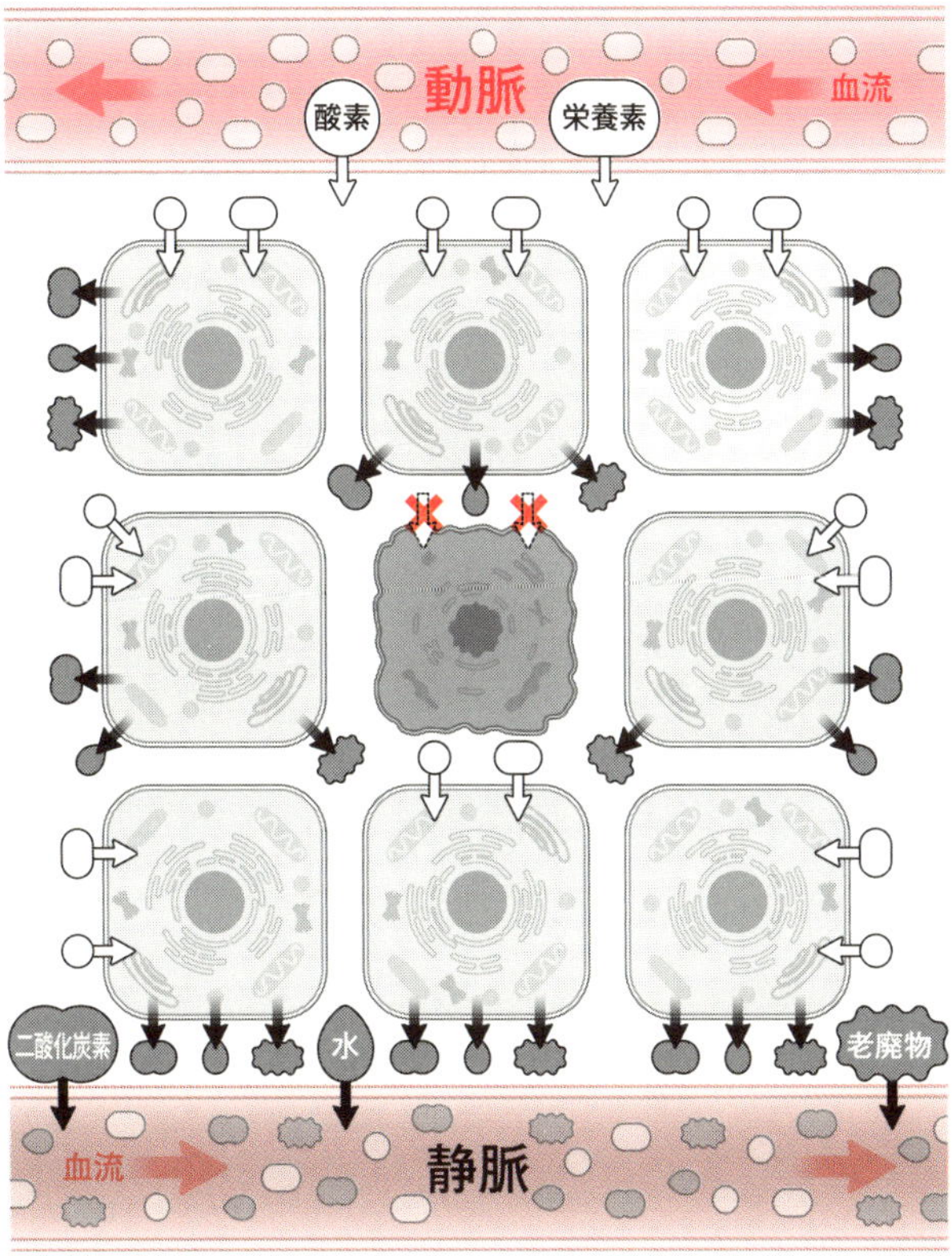

「部分的に少し血流が滞ったとか、温度がちょっと下がったから何なの？」

こう思われた方も多いでしょう。

滞った部位には二酸化炭素や老廃物が溜まります。こうした代謝物は、すみやかに「回収」されるべき「不要なもの」ですが、血流が滞ると毛細血管や細胞のあいだに溜まっていく。すると血液は老廃物にまみれて冷え、そのストレスが血管内に発痛物質を生じさせるのです。発痛物質が痛みの情報を神経に伝えると、痛みやこり、疲労などを強く感じるようになります。

病院などで採血されたことのある方は、自分の血液の色をご存じでしょう。赤というより赤黒く見えるのは、酸素と栄養素を使い果たし老廃物などの代謝物を回収した静脈の血だからです。あれが、さらに汚れて滞っていると考えると、体にさまざまな悪影響を及ぼすことが容易に想像できると思います。

慢性的な体の痛みやこり、定期的に訪れる不快感が皆無の人は少ないでしょうし

「病気や怪我でなければ我慢する」という人は多いもの。そのとき体内では悲鳴が上がり、それが一時的で軽微な場合もあれば、大病の前触れである危険も考えられます。

1本の血管から病気が始まることもある

全身の面積からすると、ごく狭い範囲での変化かもしれませんが、その部位やその周辺の部位にとっては死活問題です。はたらかない部位があると別の部位が補わないかぎり体の機能は低下します。**1本の血管が血液をしっかり運べなければ、足りないぶんを周囲の血管が運ぶことになる**からです。**そうすると、さまざまな部位が玉突き的に負担を強いられ、さらにひどい病気や痛みを呼びます。**

もちろん不調も呼び込み、肩に生じると強い痛みを感じるほどつらいこりになりますし、足に及ぶと毛細血管に血液が滞ってパンパンになります。すると毛細血管から水分が染み出し続け、むくみを生じることに。滞りは、病名がないため軽視されがちですが、ケアしないと取り返しのつかないことにもなりかねません。

全身浴では病気の根本原因を解消できない

「湯船に浸かれば体は温まるから、冷えなんてどうとでもなるのでは」

こうおっしゃる方もいます。

たしかに入浴で体の芯まで温まれば、筋肉や血管などが一時的にゆるむでしょう。血行不良や神経過敏が原因の痛みや不快感などはある程度軽減され、リラックス効果も期待できます。このように入浴は心身にポジティブな効果をもたらすものの、局所の冷えや血行不良を解消できるほどの力はありません。

湯船に浸かり「体の芯から温まって気持ちいい」と思っていても、じつは体内の温まり方にはバラつきがあります。お湯によって体は均一に温められますが、**健康な部位はすぐに血流が上がって温まり、慢性的な熱不足で硬直した部位は血流が上がらず温まらない。**湯温が高いと体の芯が温まるまで浸かっていられないし、低めでは熱不足に陥った部位を充分に刺激できないのです。

たとえば、ねんざをした後に筋肉や腱の位置を戻してから患部を温めれば、新陳代謝を促して回復を早める効果があります。でも全身浴だと効果は限定的。なぜなら血流のいい部位ばかりどんどん温まって、回復を促したい血流の悪い患部はそれについていけないからです。全身浴では患部を的確に刺激するのは難しい、と言えます。

病名は、いったい何のためにあるものなのか

肩こり、ねんざ、ガン、老眼、便秘、高血圧、アトピー性皮膚炎……。

一見すると共通点のなさそうな症状ばかりです。でも、じつは元をたどると体内で起こっている現象は似ています。

たとえば肩こりなら、肩や首の一部に血流が滞り硬くなった部位が見つかります。こうした異常箇所は、何層かある肩や首の筋肉の深層部に生じやすいもの。各層の筋肉にはそれぞれ弾力があるため、普通に押したり揉んだりしても異常箇所に刺激が届かないため解消できず、慢性化しがちです。このような状態を最近は「筋膜」の異常

と呼ぶ機会が増えてきたようなので、それに合わせてお話ししましょう。

筋膜は、筋肉や神経、血管などといった体内の組織を覆うもので、筋肉なら表面だけでなく中の細かい筋繊維の束まで包まれています。たとえば魚で言うと、マグロの赤身の噛み切れない白いすじは厚めの筋膜です。肉なら、鶏肉の表面を覆っていてなかなか剥がれない膜、牛や豚の厚切り肉を焼いたときに反りかえらないよう「すじ切り」する硬い部分も筋膜。このように**厚みのわりに強く弾力があって、なかなか切れない組織が筋膜**なのです。


体を動かすごとに伸び縮みする筋肉を覆っているだけに、筋膜にはよくシワが寄りますが、通常は睡眠中などに元に戻ります。しかしシワの寄る動作を繰り返しすぎたり、そこの体液の流れが悪かったりすると、シワが寄ったままに。これが体を動きにくくし、生じた血行不良によって発痛物質が集まり、痛みや不快感を呼び続けます。

そのほかの病気や不調、痛みも、血行不良から生じがちです。ねんざや打ち身が長引くとしたら、関節に無理な力がかかったり筋肉を強く打ちつけたりした部位の血行不良と熱不足が疑われます。どちらも内出血していますが、**血流が低下したままだと「死んでいる」細胞や汚れた体液が、その箇所に留まり続けます。それがどかないと、傷んだ部位の修復を邪魔することに。さらに時間が経つと固まっていき、そうそう解消できない状態になってしまう**のです。

視力低下や白内障なら、眼球自体と目の周囲の筋肉が硬直し冷えたことが関係しています。ほかにも目の症状はたくさんありますが、快方に向かうには滞った部位に血流を取り戻すことが必要です。

アトピー性皮膚炎のように、呼吸器を中心とした臓器が本来の機能を果たせなくなって血流の低下とともに皮膚の機能も低下し、栄養素や酸素が行き渡らなくなって生じる症状もあります。またガンの多くは、体が部分的に熱をつくれなくなって血流が落ちることで生じやすくなります。健康なときはできていたはずの、ガン細胞を死滅させたり増殖を抑えたりする体内での活動ができなくなるのです。

このように多くの症状に、体液の流れが局所的に悪化したことによる熱不足が関係しています。医療の発達とともに病名や症状名は細分化されましたが、体の中で起きている本当に解消すべき不具合は病名より圧倒的に少ない。たくさんの病気や痛みを抱えていても、じつは原因部位はたった1か所で、そこの不具合さえ解消すればみるみる健康になっていくという人は大勢います。

次から次へと病気や痛みに悩まされる本当の理由

逆に痛みが消えたと思ったら、別の箇所に痛みや不快感が生じることもあるでしょう。人間の感覚は不思議なもので、一度に多くのことを感じ取りにくいのです。それが強い痛みや不快感であれば、なおさらです。

たとえば、転倒して腰を強打し激しい痛みが生じた直後は、とにかく痛くて体に力が入らないし、少し姿勢を変えただけで激痛に襲われるため、痛みに対する恐怖と緊張で何も考えられないもの。どこが痛いか聞かれても、かろうじて腰と答える程度でしょう。痛みがある程度落ち着いてきたら、腰の真ん中あたりなのか左なのか、上のほうなのか下のほうなのかを説明できるようになります。

そして、もう少し痛みが引いてきたら、転倒したときにひじも打撲していたことに気づく、というように、強い痛みの存在がほかの痛みを感じなくさせることはよくあります。「病気や怪我がよくなったら、すぐ別の症状があらわれて災難だ」と言う人がいますが、**いちばん重い症状の陰に別の症状が隠れていることも多いのです。**

病気や不調、痛みをたくさん抱えているときはつらいもの。でも気持ちが「死んでいる」状態にだけは、決してならないでください。ちょっとしたきっかけで、体は大きく変わる可能性を秘めているのですから。

1 のまとめ

- 現代人の体は硬く冷たくなってきた
- 不調を抱えた体には体液の「滞り」がある
- 体液の「滞り」が長引くと解消は難しい
- 病気や不調の原因は1か所ということも

2

すごい熱刺激が
体によく効くしくみ

すごい熱刺激がさまざまな症状に効くのは、体の機能や特性をうまく利用しているからです。体内で起きている動きやはたらきについては、私が開業する前から感覚的につかんでいたことで、多くの症例を診る過程でそれが確信に至りました。熱刺激はとてもシンプルですが、じつは体内で驚きの変化を起こしてくれるのです。

ここでは、そのしくみを5つにまとめて紹介していきます。

1 「高めの温度」だから、患部を刺激できる

なぜ、体を変える刺激の中でも熱がすぐれているのか

体が治るための方向づけをする刺激は、熱を使うもの以外にもたくさんあります。指圧ならツボを押す、マッサージなら筋肉や腱といった軟部組織を揉んだりさすったりする、あるいは鍼治療のように患部に鍼を刺して刺激する方法も。どれも血液の滞

りや神経の機能低下をターゲットにした、体を変えるための刺激です。ただし、高い効果を得るのは簡単ではありません。

指圧もマッサージも、効果は施術する人の技量に大きく左右されます。指先から感じる張りやこり、温度などから体内の状態を把握して適圧で行わないと、体の奥に潜む患部までは刺激が届かず、かえって筋肉や腱にダメージを与えてしまう場合も。体調が悪くなったり痛む部位が生じたりする、いわゆる「揉み返し」を経験した人は、この弊害がよくわかると思います。鍼治療は熟練の技術を要しますし、鍼を扱うにはまず資格が必要です。

熱刺激なら、特別な技術も資格も不要。もちろん害もありません。

熱と言えば、体内の温度を上げて免疫力を一気に高める発熱という現象があります。この、もともと体に備わった機能と同様に、熱を発する体のしくみを利用しているのが熱刺激なのです。熱刺激に使うタオルは発熱時の体温より一般的に高温ですが、継続的に長時間当て続けるわけではないので問題ありません。すぐに表面温度は下がるため、**体に必要な刺激だけを与えてくれます。**

熱刺激の効果を高めるうえで重要なのは「温度差」

熱刺激をすると、まず皮膚が急激に熱せられます。

皮膚表面の温度より10℃前後、部位や症状によっては20℃以上も熱いタオルを当てるのですから、当然です。当てた部位の皮膚や筋肉は強く緊張します。これは張り巡らされた神経が高い温度という刺激を察知するからです。日常生活で「やけどしない程度」に熱せられたものに触れることは、そうはないでしょう。冷えて熱不足になった部位なら、なおさらです。だから刺激になる。**普段あまり接しない温度を使うから、短時間で体を治す方向づけができるのです。**順を追ってお話ししましょう。

不調を抱えた部位は硬くなり、血管を締めつけて血液の流れを阻害します。これが慢性化すると老廃物が滞って温度を下げるのですが、熱刺激はそこを強く緊張させ揺さぶります。だから機能が低下した部位が「目覚める」のです。

不調を抱えた部位に熱刺激をすると

患部はさらに強く緊張する

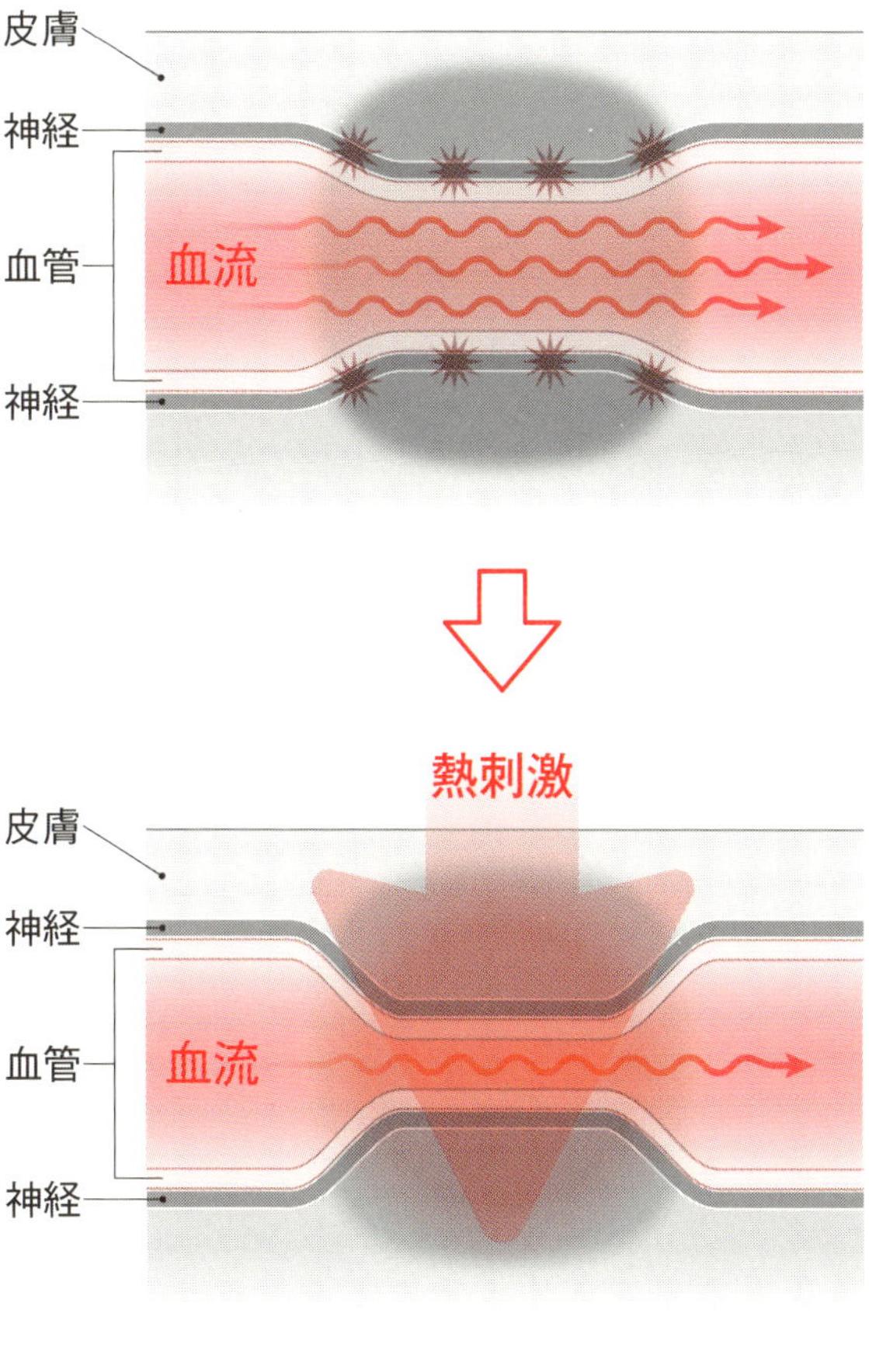

長期間、熱不足になっていた部位ほど、日常生活では変化しないくらい冷えて固まっています。この状態は、運動して汗をかく程度では解消できません。でも非日常の温度をぶつければ、限界まで緊張した後に、もともとあった筋肉の緊張までゆるみます。熱刺激が体を劇的に変える秘密のひとつが、この温度差です。

患部周辺の皮膚表面温度が30～35℃の人たちに熱刺激をしたところ、彼らがやけどせずに熱をしっかり感じられたタオルの温度は40～55℃でした。

これより温度が低すぎると効果は半減し、熱不足を解消できません。なぜなら温度差が狭まるからです。

たとえば入浴直後は、全身の血流も体温も上がっています。そのタイミングでは患部とタオルの温度差が縮まるため刺激になりません。入浴前に行ったとしても、せっかくの刺激が湯温に相殺されます。しかも**入浴の場合、お湯に「温められる」だけなので「患部が熱を発する」わけではない。**患部をピンポイントで刺激して効果を得るのは難しいので、入浴の前後2時間は熱刺激を避けるべきです。

入浴中はお湯から熱をもらい
入浴後は体から熱を発散する

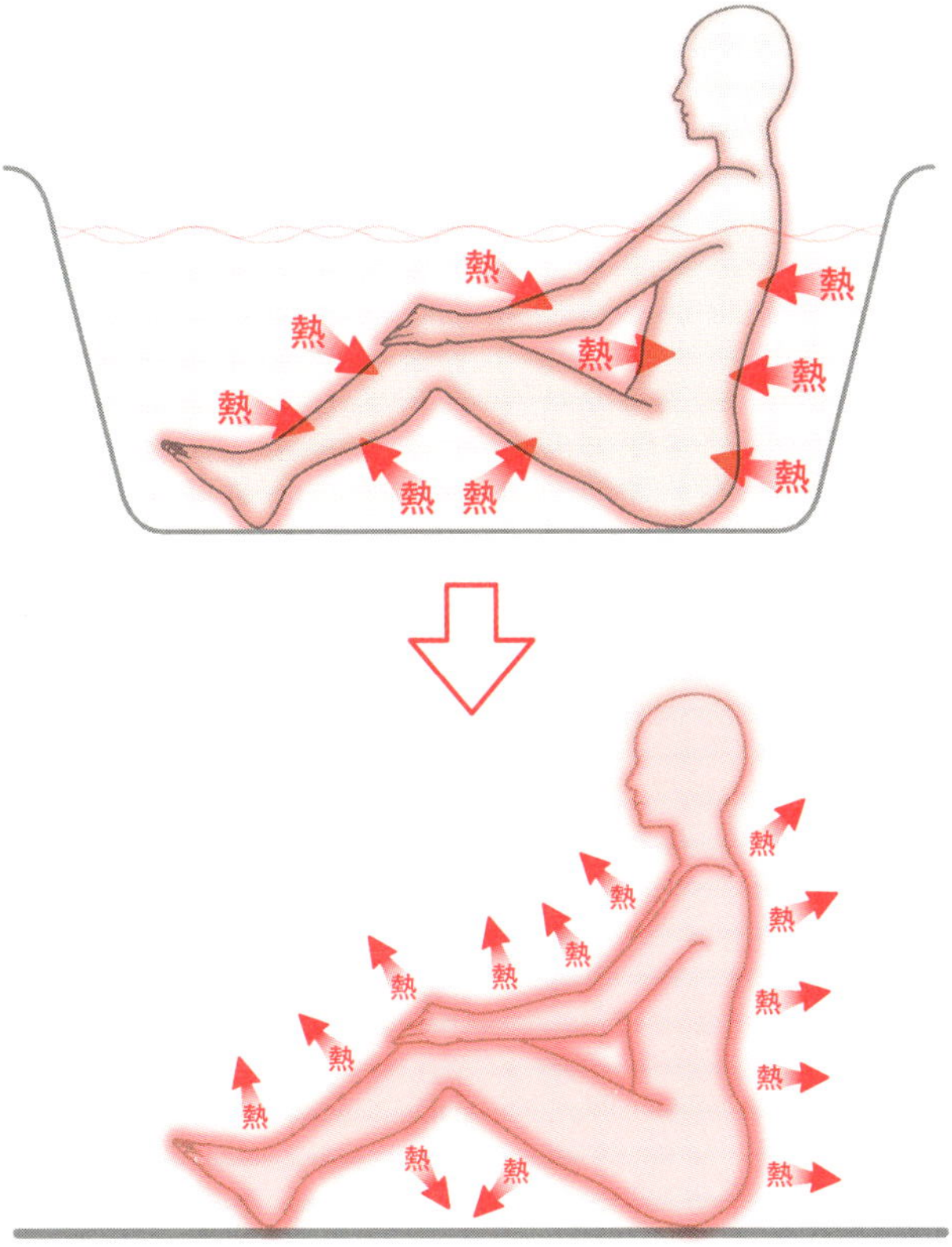

熱刺激をするときに、冬ならあまり部屋を暖めすぎず、夏なら冷房を入れて行ったほうが温度差がつきます。気温が低めだと、体は平熱以下にならないように活性化し熱をつくるはたらきが高まるため、患部の機能改善に勢いもつく。だから入浴後や運動後など、体の温まった状態でないほうが望ましいと言えます。

そうは言っても寒いときに裸でやって体を冷やし、体調をくずしでもしたら本末転倒です。極端に寒くする必要はありません。背中や腰、胸など、衣服を脱がないと当てにくい部位にするときは、体が冷えすぎないようバスタオルや毛布でまわりを保温してください。

快適な温度で全身を気持ちよく温めるだけでは、リラックスはできても体を芯から変えることはできません。必要なのは、刺激なのです。

高めの熱は心にも火を灯し、うつやストレスに効く

「この仕事を終えれば休めるのに、ぜんぜん進まない」

「家事をする気も起きないから、もう寝る」

「運動したいけど、どうしてもやる気が起きない」

このように、ちょっとしたことで意欲が湧かなくなりがちな人が、最近特に多いようです。気持ちのスイッチがオフになったような状態のときに「熱刺激をしたら気分がすっきりしてやる気になった」という例は無数にあります。これは慢性的な熱不足が解消され、心身にかかっていたストレスから解放されたことが大きいでしょう。熱刺激は、やる気が出ないときにも有効です。


うつ症状のときや精神的イライラが激しいときに、胸や後頭部に熱刺激をしたら気分がすっきりして精神状態がよくなったという報告も数多く聞いています。熱刺激はいつでも心に火を灯せる効果があるもの、と思ってください。

2 「冷める」から、体は勝手に治り始める

冷めない熱には、何の効果もない

早い人なら5分もかからずにわかるのが、熱刺激をした部位が脈打つ感覚です。症状の軽い人や熱に対する感受性の高い人なら、運動後やじっくり温泉に浸かった後のような拍動を体の奥から感じます。滞っていた血液がドッと流れるような感じがしたら、体は確実に変化し始めていると思ってください。

この脈打つような感覚は、タオルが少し冷めてから強く感じます。これは単に熱しただけでは体は大きく変わらないということを示しています。

順を追って、くわしくお話ししましょう。

熱刺激による高めの熱で患部は強く緊張し、すぐにゆるみ始めます。そして数分かけて冷めていく過程で、患部の血流が促されます。

熱刺激で緊張しきった患部も
タオルが冷め始めるとゆるむ

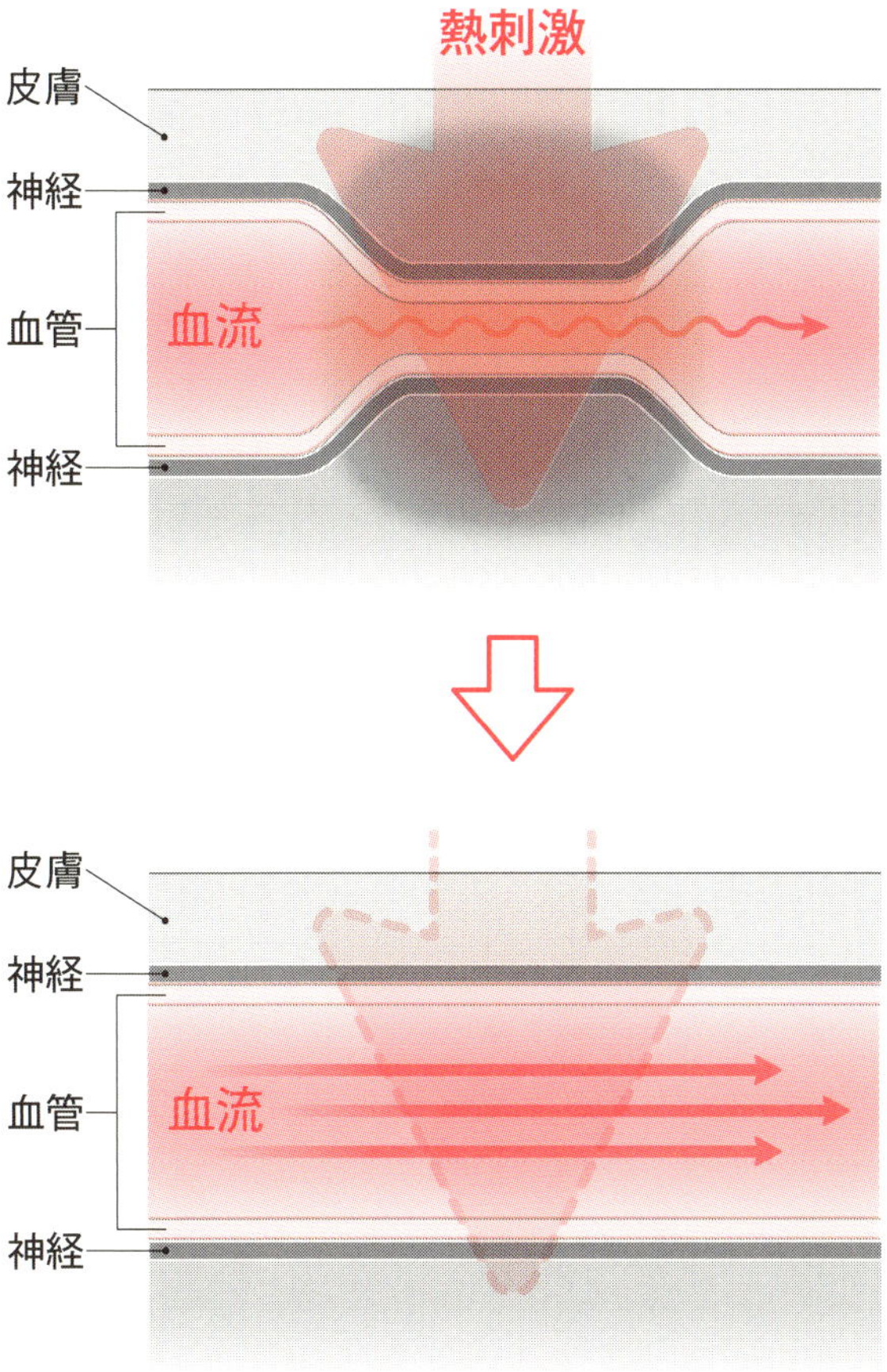

このとき痛みや不快感を脳に伝えていた神経へのストレスも軽減され、血流が不足したことで生じた発痛物質も消えていきます。そして血管内皮細胞などから血管拡張物質が出るため、タオルが冷めるとともに血管はさらにゆるむ。体内にずっと居座っていた不要物が流れることで新鮮な酸素や栄養素が一気に流れ込み、老廃物を分解する細胞も集まります。気持ちよさも強く実感できるでしょう。

ここからが熱刺激の最重要ポイントです。

タオルが冷めると、患部はもらえていたはずの熱を受け取れません。するとゆるんだ患部に、血液を流すはたらきが復活し始めます。しかも冷める過程で、周辺の健康な部位が弱った患部以上に活性化し、血流が上がって自ら熱を発します。これが患部への血流や、そのほかの体液の流れを強力にサポートするのです。

氷水に指を入れると最初は冷えても数分後には温まるように、熱刺激の「冷める」現象に反応して体は活性化します。だから滞っていた状態を自力で解消し、熱をつくる機能を回復できる。たった5分であらゆる症状に効く理由は、ここにあります。

タオルが冷めていく過程で
患部の血流がさらに改善される

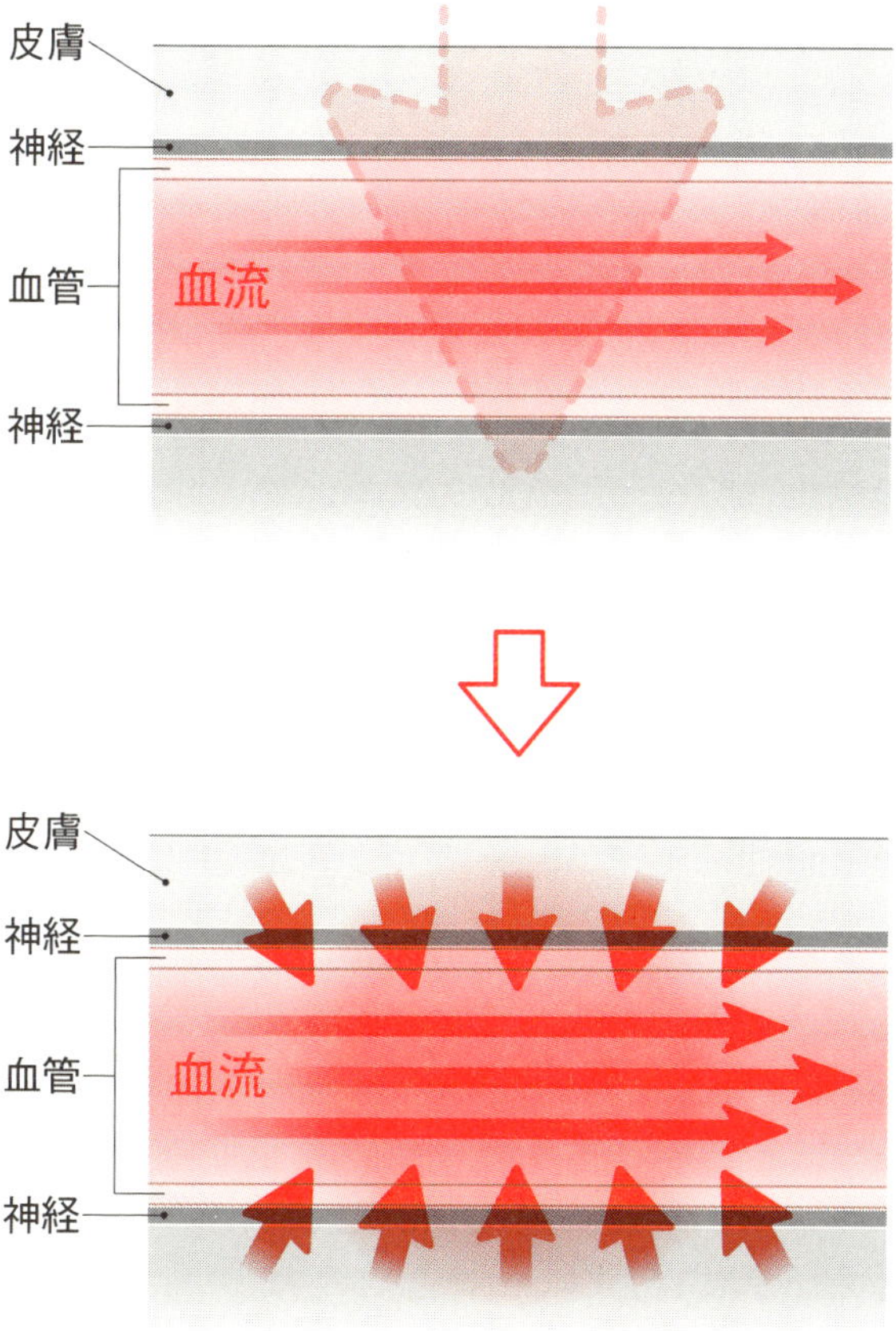

間断ない刺激は、もはや体への刺激にならない

「部分的に温める」と言うと、使い捨てカイロやホットパックを思い浮かべる人も多いでしょう。これらの特徴は長時間熱を発し続ける点にあり、その温度はほぼ一定。寒さに負けて体が冷えきったときにはいいですが、症状を改善するのは困難です。熱を発し続けるものをいくら体に当てても、熱刺激のような効果は得られません。むしろ害になることすらあります。

わかりやすい例としては、低温やけどが挙げられるでしょう。冬の寒い日にこたつで温まる、冷えた部分を温めるために使い捨てカイロを腰や背中に貼る、でも「気づかないうちにやけどした」という話を聞いたことがあると思います。

どちらも発熱している部分の温度は40～60℃程度ですが、こたつは空気を介して、使い捨てカイロは布越しのため、皮膚に届く温度はそこまで高くないはずです。

この冷めることのない熱が間断なく皮膚を刺激し続けると、体はその刺激に慣れて麻痺し、認識できなくなってやけどを負います。温かくて気持ちいい温度でも、6時間、12時間と間断なく浴びせられ続けると、皮膚に異常をきたすのです。

しかも瞬間的に熱いものに触れたときのやけどと違い、皮膚表面の組織だけでなく「真皮」と呼ばれる皮膚深部の組織まで破壊されます。こうなったら治るのにかなりの時間を要するだけでなく、最悪の場合、手術が必要になるケースもあるほどです。

健康のためにやっていることが悲惨な結果につながるとしたら、目も当てられません。**「こんにゃくを熱して当てたらタオルより温度が長持ちしていいはず」と試してみて、やけどしかけた人もいます。タオル以外のもので代用しないでください。**

熱刺激は狭い範囲を高めの温度で熱し、数分で冷めるから効く。この変化があるから体を変えられるし、効果を実感できるのです。

低温やけど以外にも、刺激を受け続けて麻痺する例は多々あります。

よく耳にするのが、頭痛に苦しみ続けた方の「市販の頭痛薬をずっと飲み続けたら効かなくなった」という症例。これは、その薬の持つ「痛みを一時的に鈍らせる」刺激を受け続けたことで神経のはたらきが鈍り、ついには体が反応しなくなる現象です。睡眠薬や生理痛を抑える薬なども同様で、頻度や時間が増すほど体はその刺激を受け取れなくなります。

それだけでなく、**薬を代謝してくれる肝臓のはたらきも低下し骨ももろくなります。体の反応を一時的に「止める」薬には、症状を抑える一方で体が本来持っている機能を奪っていくおそれがあるもの。**知らぬ間にさまざまな刺激への反応が鈍っていく場合もあるため、使い方には注意が必要です。

お灸による刺激も慣れる傾向が強いようです。「もぐさの量を増やさないと何も感じない」という話をよく聞きますし「やけどするくらいでないと効かない」と豪語して、背中に点々とやけど跡が残る人も。これも、刺激にさらされ続けて感覚が鈍ったことが原因です。

長時間の刺激は、百害あって一利なし

長時間揉まれるマッサージも、体を硬く鈍くします。最初は指で押されていたのが、だんだん感じなくなり、通ううちに、ひじやひざでゴリゴリ押されたくなる。しまいには全体重をかけて踏まれないと感じなくなります。

体を押したり揉んだりし続けるとやわらかくなると思っている人も多いようですが、断言しましょう。それはありえません。圧をかけ続けると体はそれに対抗して、どんどん硬くなるもの。素手で木を突き続けた空手家の拳が硬くなるように、体の防御反応がはたらきます。肉の下ごしらえとは違うのです。

一度に受ける刺激が、長すぎたり強すぎたりすると体を壊します。熱刺激のように緩急や強弱があって初めて、体の機能を取り戻せるのです。

3 リズムがあるから高い効果が得られる

体には、じつはさまざまな周期がある

人間の体には、さまざまな周期があります。

これはリズムと言い換えてもいいでしょう。

短いもので言えば、心臓の拍動や呼吸は秒単位で繰り返していますし、起きて活動している時間と睡眠時間なら1日単位のリズムです。

私たちの体にリズムがあるのは、体がよく機能する「進め」の時期と、休養する「休め」の時期があるからです。睡眠中には日中よくはたらいた脳や内臓を休める機能が、起きているときは活動するための機能が優先されます。一睡もせず何週間も仕事や勉強をし続けられないように、頭も体も心も、休んだり養ったりする時間があるからこそしっかり活動できるのです。

体に備わった、1日のリズムと
数秒単位で繰り返すリズム

長い周期（1日のリズム）

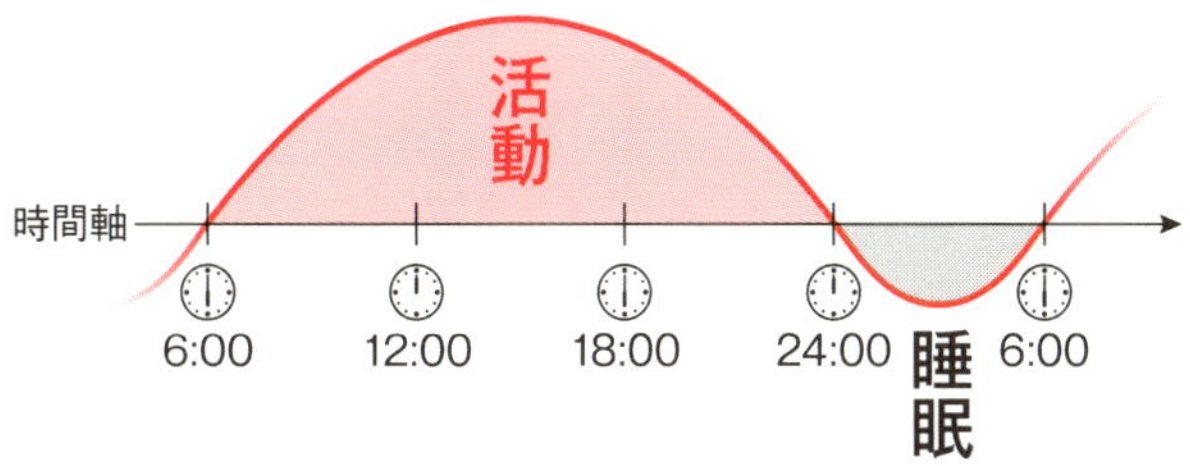

短い周期（呼吸のリズム）

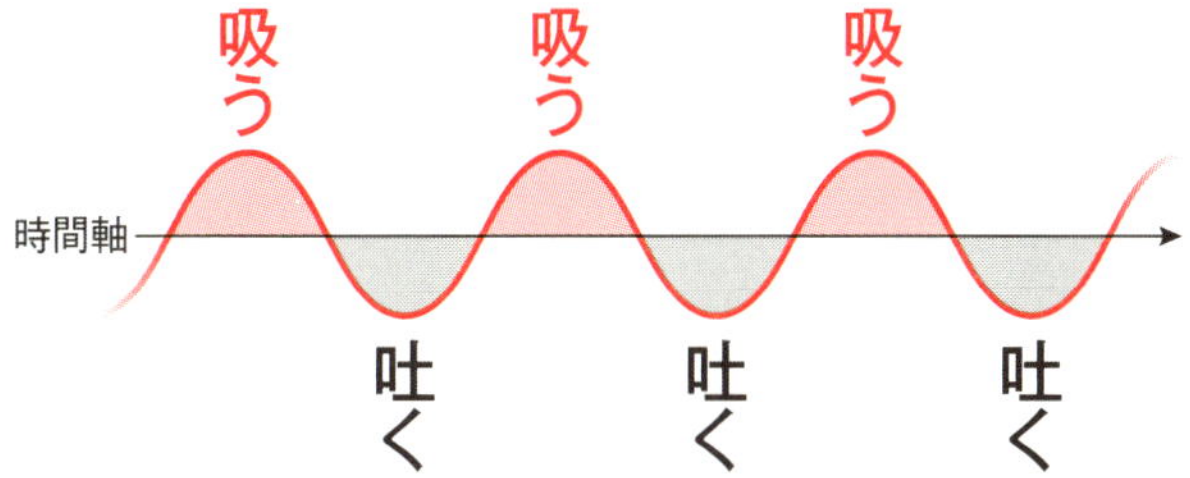

体温にも一定のリズムがあった

人間の体温は基本的には一定に保たれていますが、じつはリズムがあることはご存じでしょうか。平均すると24時間で1℃ほどは変動しています。体温を記録し続けるために時間帯や環境をそろえたほうがいいのは、このためです。

体温は20時ごろに上昇のピークを迎え、一般に夜、眠りにつくあたりに下がり始めて4時前後にいちばん低くなり、起床する時間帯で上がり始めます。これは睡眠中に体内の活動が抑えられ、脳も体も休息モードになるからです。このとき体温があまり下がらない人は眠りが浅く、長く寝ても疲れは解消されにくい傾向にあります。

逆に**睡眠時間は短くても体温がしっかり下がる人のほうが、熟睡できて疲労回復もうまくいきます。**熟睡できる人のほうが体温に落差があり、メリハリのついたリズムで生きていると言えるでしょう。

それと体温には左右差があります。

わずかな違いですが、一般的には弱っている側が低く活性化している側は高い。機能が低下したり休養したりする側を、反対側がよくはたらいてサポートしているから多少の無理も乗り越えられるのです。

このように私たちの体は、つねに「進め」と「休め」のあいだをゆらいでいます。このリズムがあるから生きていられると言っても過言ではありません。

ちなみに体調のバロメーターにもなる体温の正しい測り方は、わきの下にはさむ腋《えき》窩《か》式なら、わきの下のくぼみにある腋窩動脈に体温計の先端が当たるようにします。同じわきの下でも動脈に近いほうが、より体の深部温度に近い値が出やすいからです。腕や指から出血があったときにわきの下を圧迫するのは、この腋窩動脈の力強い血流を制限することで出血量を抑えるためです。

もし腋窩動脈の位置がわかりにくければ、わきの下に指を当ててみましょう。拍動を感じられるところに体温計の先端が触れるようにすればOKです。

発熱は健康な体を取り戻すためのギフト

「熱は怖いもの」と思っている方もいますが、最近は体温が1℃上がると免疫力が5〜6倍に上がるメリットを知っている方のほうが多いかもしれません。発熱は、体内の不調部位を含めた全身に自力で熱を呼び起こす現象で、高い熱が出ればウイルスや不調の原因まで焼き払うかのような効果があります。このようにメリットが非常に多い発熱ですが、実際はいつでも出せるわけではなく、特に多くの不調を抱えた方や高齢者は熱が出にくいもの。発熱は体からのギフトと考えてもいいでしょう。

発熱の効果は知っていても、熱を発するためにフル稼働してオーバーヒート状態になった体を休めて回復を促すために、平熱以下になる時期があることまで把握している方は、まだまだ少ないようです。この発熱期から休養期までが、不調を抱えた体を快方へと導く周期、つまりひとつのリズムになっています。

発熱にも
発熱期と休養期というリズムがある

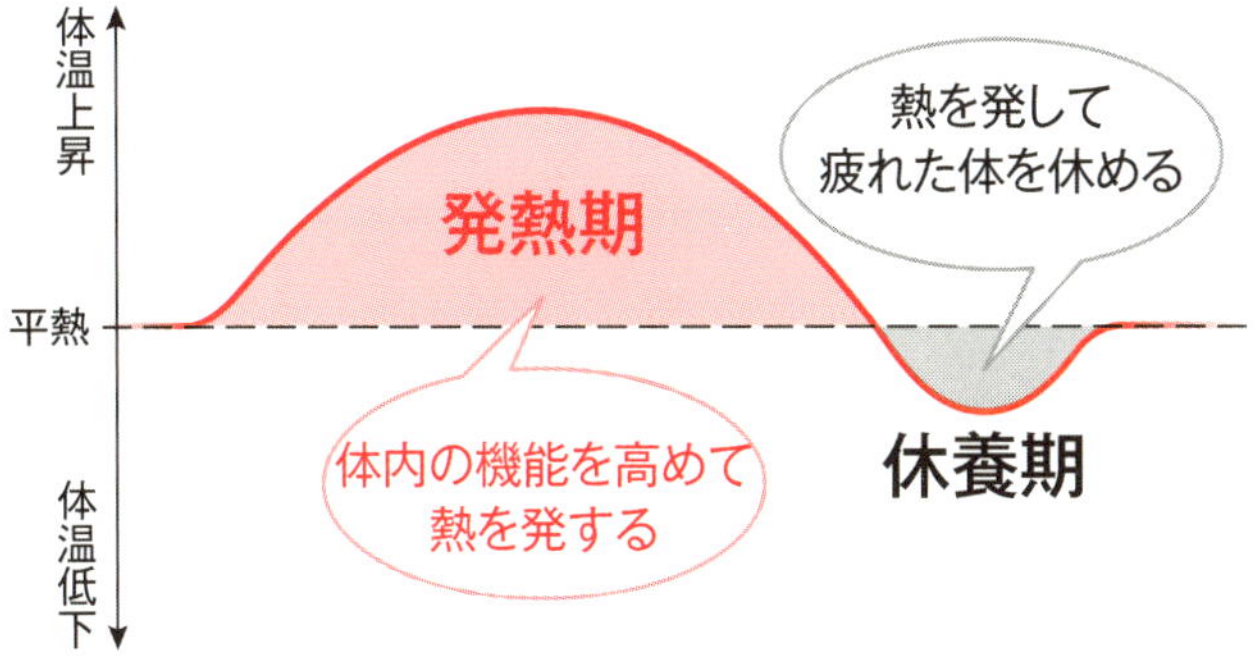

なぜ、あなたは何度も風邪をぶり返すのか

峠を越えて熱が上がりきると、いったん下がるものです。

なぜだと思いますか。

これは発熱によって体内が活性化し、その代償として大量にエネルギーを消費したからです。普段、時速50キロで走る車を時速200キロで走らせたように、高速で走り続けて負担のかかった部位をメンテナンスする休養期が必要なのです。

休養期は、発熱で体を酷使し消耗した状態から回復するためにあるもの。この時期は体の活動がセーブされ回復に充てられるため、発熱が激しくて長引いたときほど平熱以下になったことを実感しやすいでしょう。風邪をひくと長引いたり二度びきしたりする人は、この時期の過ごし方に問題があるケースが多いようです。

個人差はあるものの、発熱後の回復には8〜16時間かかります。そのあいだは酷使された体を全力で修復しているため抵抗力が極端に落ち、ちょっとした刺激でも体に悪影響が。たとえば**秋に風邪をひき、治ったと思い外に出たら思いのほか寒かったとします。普段なら平気でも、休養期は冷えが体の奥まで突き刺さるようなダメージを受けるため回復に発熱が必要、となって二度びきするのです。**しかも一度発熱のリズムをくずしているので、今度は長引きやすいというおまけまでついてきます。

熱が下がった途端「治ったから買い物に行こう」「これ以上は会社を休めない」などと言って無理をする人が非常に多いですが、**あと半日ゆっくり休めば体が発熱でリフレッシュされたぶん、風邪をひく前よりはるかに健康になったのに、と本当にもったいなく思います。**

休養期にたっぷり栄養を摂ろうとするのも、問題です。発熱で酷使された体に食べものがどんどん入ってくるのですから、回復するどころか体調をくずします。

この時期の過ごし方には充分ご注意ください。

いつでも刺激を繰り返せるから劇的な効果がある

私たちの体は日々、さまざまな刺激を受けています。食事する、会話する、本を読む、運動するなどの刺激に反応し続け、その総和が今の体にあるリズムというわけです。もし病気や不快症状、痛みに見舞われるとしたら、これまでとは異なる新しいリズムの刺激が必要。その最も手軽な手段が熱刺激というわけです。

熱刺激は発熱と違い、いつでも刺激のリズムをぶつけられます。体液が滞って老廃物が溜まり、冷えきった部位が自力で熱を取り戻せるまでは毎日でも試してください。

どんなに悪化した患部でも、何度も熱刺激を浴びせるうちにゆるんできますし、機能を取り戻すきっかけをつくれるから病気や不調を遠ざけられるのです。もちろん、体には負担がかからず気持ちいいのも大きな魅力でしょう。

熱刺激はいつでも何度でも
ピンポイントで患部を刺激できる

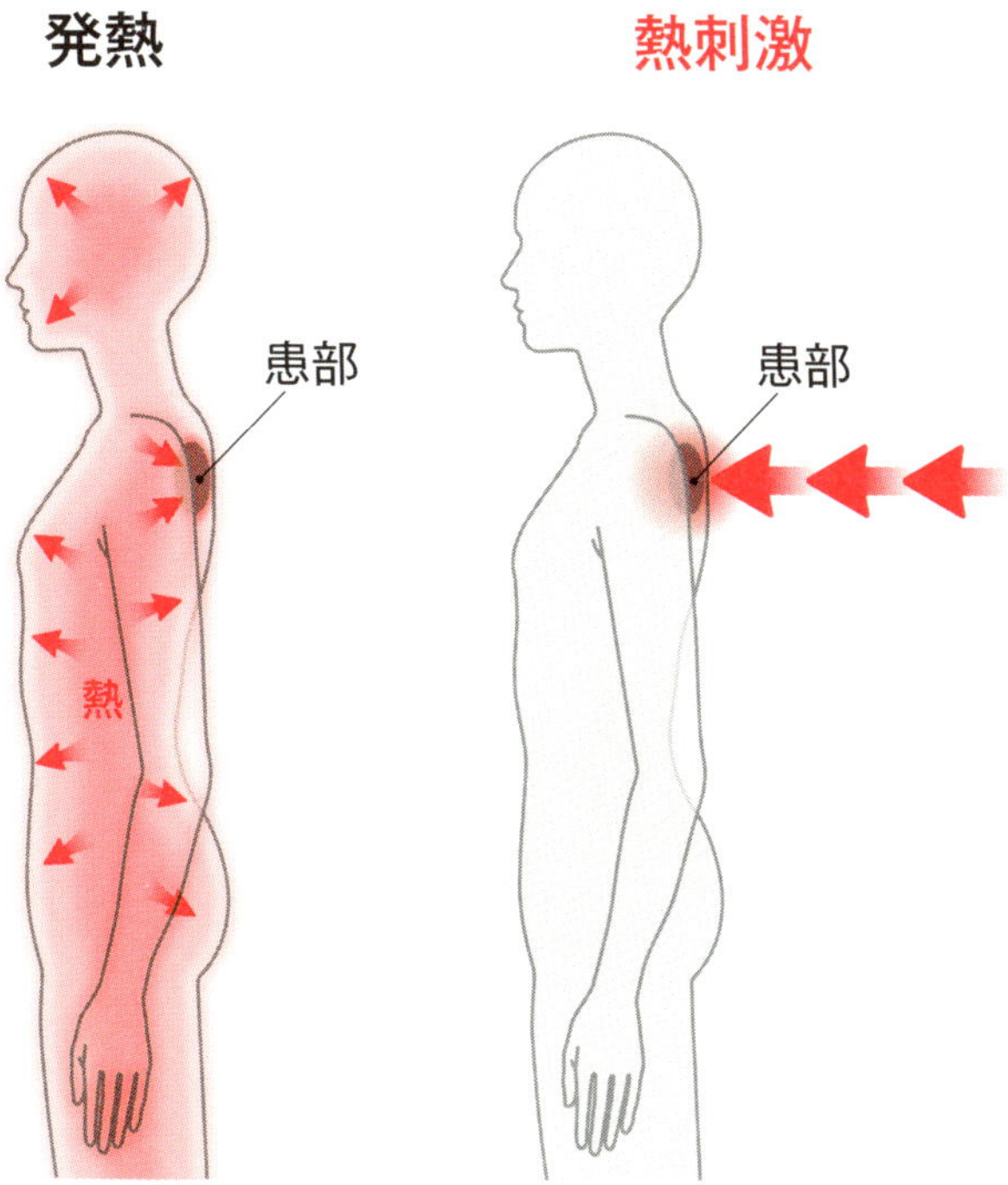

4 ピンポイントで患部を変えられる

狙いすまさなくても患部にしっかり届く

たとえば急に激しい痛みに襲われると、その箇所全体に痛みを感じるため、はじめはどの部分が痛むのかを特定できません。ぎっくり腰などは、広い範囲が痛んで体から力が抜けることもあるほど。熱刺激は、そんなときにも効果を発揮します。

強い痛みが生じると、体はそこを保護するために周囲をギュッと緊張させますが、この急激な変化がさらなる痛みを呼ぶのです。

痛みをすばやく解消したいなら、とりあえず痛むところに熱刺激をしましょう。当てたところからゆるみますが、数回やれば1回で痛みが緩和されない部位が見つかります。そこが痛みの原因部位。このように、熱刺激をすれば専門知識がなくても簡単に痛みの震源地に近づけます。

熱刺激はタオルを当てた部分の奥まで浸透するため、震源地に近づきさえすればOKです。最初から狙いすまさなくても、ピンポイントで刺激が届きます。

病気や不調についても同様です。

医師に部位を特定されたガンなら、そこに熱刺激をすれば本来の機能を回復する方向に体が変わっていきます。不調があり不快症状を感じる部位があるなら、そこに熱刺激。慢性疲労や高血圧のような全身症状については、巻末に症状別のページを設けているので参考にしてください。

熱刺激のすぐれた点は、タオルを当てたあたりに患部があれば、冷める過程でそのまわりの部位が血流改善をサポートして、自力で回復できることにあります。

ほかの方法では体の深部を刺激するのは難しいですし、ごく小さく固まった不調の原因部位ならなおさら。熱刺激は、その難しいことを勝手に実現してくれるのです。

ひとつだけ注意したいのが、当てる範囲について。**タオルを広げたまま当ててもすぐ冷めますし、患部に刺激が届きません。**〝すごい熱刺激のいちばん簡単なやり方（P16〜）〟を参考にしてください。手のひらサイズが目安です。

痛みが消えれば、体は勝手に治り始める

病気や不快感、痛みを抱えた部位と、その原因部位が一致しないこともあります。たとえば**肩こりでも突然、左肩が激痛に襲われるようなら心筋梗塞の前兆を疑います。**一日の大半をデスクワークに費やす人なら、長時間椅子に腰掛けたことで硬直して下がった腰や背中の筋肉に、肩の筋肉が引っ張られ続けたことが原因ということもあるでしょう。あるいは消化器官の過労によって姿勢が悪化するケースも。痛む部位に熱刺激をしても、根本原因に刺激が届かないこともあります。

「根本原因を解消できないなら、やる意味がないのでは」

こう思われた方もいるかもしれませんが、ご安心ください。
強い痛みや不快感は「体に異常がある」「このままでは体を修復できない」というシグナルです。 熱刺激をして痛みや不快感を解消できたら、少なくとも緊急事態を乗り越えて体が自力で快方に向かえる状態を取り戻せたということ。さらに回復を促したいなら、体を強くするための熱刺激をしましょう。そのためには、5章（P135～）で紹介する3つの部位への熱刺激が効果的です。

熱刺激を続けて、ひとつの症状が改善されると別の症状もよくなるケースも多々あります。 肩や首の痛みがなくなったら視力が回復した、ひどい生理痛が軽くなったら花粉症も劇的に軽くなった、肋間神経痛が消えたら不眠も解消されたなど、次々に不調が消えていくこともあるので、それを楽しみに続けてみてください。

5 「湿った熱」だから体によく浸透する

乾いた熱では患部に届かない

熱刺激には水分が必須です。

「タオルを濡らして絞るのも、皮膚が湿るのも手間が増える」と思う方もいるようですが、水分を使うことには重要な意味があります。

熱刺激が患部に浸透する前に、まず皮膚に熱が伝わります。皮膚には、200万~400万もの痛点があり、ここに何かが触れると脊髄《せきずい》に痛みの情報を伝えます。熱さや冷たさを感じさせる点もあるため、皮膚はさまざまな刺激を感じ取る高性能なセンサーと言えるでしょう。さらに、毛穴や汗腺がはたらくことで体温調節や老廃物の排出も担い、**肺の200分の1ですが皮膚は呼吸もする。**体内の水分を保ちつつよけいなものを入れないバリアにもなるという、非常に高度な役割を果たしているのです。

乾いた熱は、まずこの皮膚に遮られる感覚があります。実際、ホットパックを当てると皮膚の血流は2倍になりますが、熱が2センチ浸透するのに15分以上かかるそうです。水分を介して伝わる熱は毛穴が開いて体がゆるむ感じがし、乾いた熱を浴びているときは毛穴が閉じて皮膚もややこわばる感じがします。


さらに体内に浸透する感じも違います。実際に体の中を開いて見たわけではないので正確なことはわかりませんが、この違いは人体の60～70％が水分ということが関係しているのでしょう。**暖房の風を浴びるのと温泉に浸かるのとでは体の温まり方がまるで違うように、熱が浸透する度合いに天地ほどの開きがあります。**

昔は胃腸の弱い人のへそに半紙を乗せ、上から炊きたてのご飯を乗せる民間療法がありました。ご飯も水分をたっぷり含んでいますが、数分で冷めます。湿った熱のほうが体の奥まで浸透しやすいことは、常識だったのかもしれません。

2 のまとめ

○ 熱刺激は高い温度だから効く

○ 熱したタオルが冷める過程で血流を取り戻す

○ 毎日でも繰り返せるから治りが早い

○ タオルを当てる位置は「だいたい」でOK

○ 湿った熱ほど体によく浸透する

3

熱刺激の効果が高まるやり方のコツ

治す適温は、体の反応が教えてくれる

「熱刺激を試したけど、全然効かない」

こうおっしゃる方に多いのが、冷めたタオルを当てているケースです。電子レンジで加熱してから時間が経って冷めた、ぬるめの湯に浸したタオルを絞ったというのが最も多いパターンですが、これでは何の効果も得られません。

室温によって異なりますが、**きちんと熱したタオルでも表面温度はすぐに5～10℃は冷めます。これは加熱後に何かに気を取られただけで、もう冷めているということ**です。表面が少しぬるくなった程度なら中は熱いかもしれないので、そこを使ってみるといいでしょう。内部までぬるかったら再加熱が必要です。

お湯に浸して絞るなら「やけどしない程度」のお湯を使う、電子レンジなら加熱後に「熱いけれど、なんとか持てる程度」になったら気になる部位に当ててみましょう。

熱すぎたら離せばいいだけです。

手では熱く感じても、状態の悪い患部に当てたらまったく熱さを感じないこともあります。患部の状態が悪いときほど、感覚が麻痺したようになっているからです。アトピー性皮膚炎の方で、60℃以上に熱した、手では持ち続けられないタオルを患部に当ててちょうどいいと感じるケースもありました。

通常は何度か試すうちに「やけどしない程度」の目安がつかめます。これを感じ取れるようになるだけでも、ずいぶん状態がよくなっている証拠です。熱刺激を受けたことで、機能が鈍っていた感覚神経が正常なはたらきを取り戻し始めています。

このように説明しても**適温を知りたがる人は非常に多いのですが、絶対に示さないのは熱の感じ方や皮膚の耐性に大きな個人差があるから**です。いつも同じ温度にしようなどとは考えず、熱めのタオルを用意してください。そのときの患部に効く温度は、体が教えてくれるようになります。

刺激を重ねれば、熱は必ず患部に届く

熱に対する感受性の高い人や体の状態がひどくない人なら、1回の熱刺激で体は充分に変化し始めます。単に気持ちいいだけでなく、血流が回復して体の中から温まっていく感じもわかるでしょう。

「そんな実感なんて得られなかった」

「どうも体の奥が冷えている感じがする」

こう思った方がいらしたら、ぜひ試してほしいのが続けざまの熱刺激です。タオルから温かさを感じにくくなったら、はずして再加熱します。このときタオルにぬくもりが残っているので、電子レンジを使うなら加熱時間は最初より少し短めで結構です。

当ててみた感じは、どうでしょうか。

何も感じない、あるいは気持ちよさを感じるなら熱が足りなかったということ。

患部の状態が悪い場合は、その度合いによって熱が浸透するまでに回数を要します。熱不足が慢性化し不調の根本原因になった部位だと、1回目に刺激できるのはタオルの接触面に近い部分のみです。それ以上深くは入りません。

きちんと機能している筋肉や血管、神経のある部位なら血流もよいため、すぐに体液の流れもよくなるのですが、機能が低下し慢性的な熱不足に陥った部位は、ガチガチに硬直したりゆるみすぎたりしていて血流を呼び起こせないからです。

こうした部位は毛細血管の血流が途絶えて冷えている場合もあり、冷えを解消するだけでタオルの熱が奪われてしまうことも。結果的に、患部を刺激できないレベルの温度になります。

でも、ご安心ください。そんなときは、もう何度か繰り返してみましょう。それで熱さが鬱陶《うっとう》しいと感じるようになったら、患部まで浸透した証しです。次に必要なのは時間を空けて体が変化するのを待つことなので、タオルをはずします。患部が冷えないよう乾拭きするといいでしょう。

たいていの症状は、3回ほど繰り返せば熱が患部まで浸透します。慢性的な熱不足に陥り硬くなった部位でも、1回目より2回目、2回目より3回目と、だんだん深くまで熱が浸透するようになるのです。ただし回数が多いほど効果が上がるというものではありません。3～5回で必要な部位に熱が届かなければ、さらに続けたとしても、回数を重ねるごとに体が慣れていくため刺激にはなりません。

わかりやすいやめどきは、気持ちよさが感じられなくなったとき。やりすぎるよりは少しだけ物足りないくらいのほうが体内は活性化するので、患部のほうから熱を発しやすくなります。

「タオルの温度や湿度は問題ないのに効果が得られない」

こうおっしゃる方に多いのが、温めたタオルを何本も用意して次から次へと熱刺激をしたケースです。続けざまと言っても、タオルが「冷める」過程がなければ自発的な血流は促されません。

必ず、使用したタオルを再加熱してください。そのあいだに体は変わり始めます。

頑固な不調の原因部位も
回数を重ねると熱が浸透する

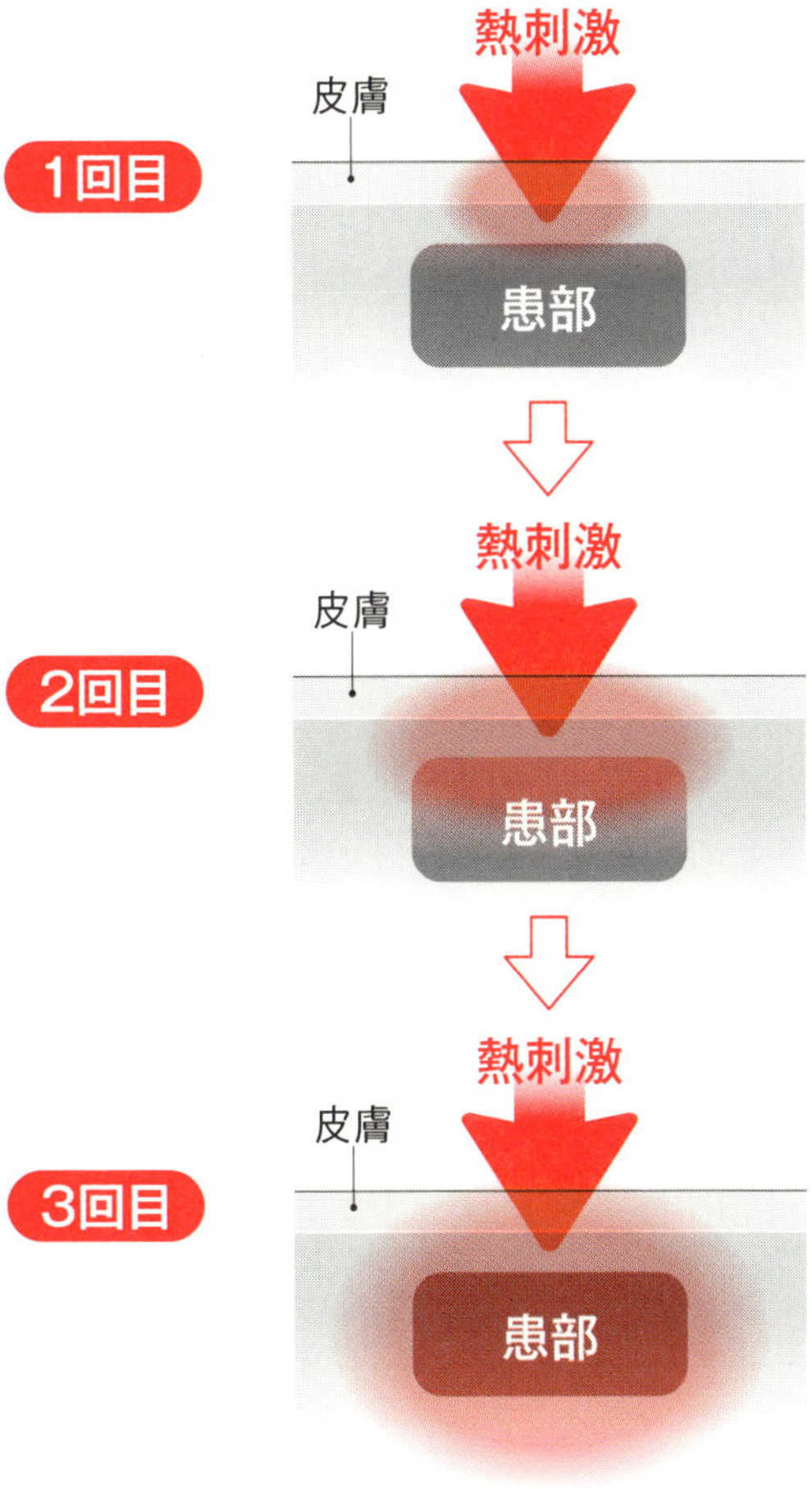

効率よく体を変えるなら「8時間」を意識しなさい

熱刺激を受けて、それがしっかり患部に浸透して体が変化するまでに、だいたい8時間かかります。大人は8時間で、子どもは新陳代謝が早く体も小さいので6時間を目安にします。軽い症状なら1回で解消できますが、重症だと3〜5回連続しても刺激が足りず、患部の反応が薄いときも。その場合は一度熱刺激をしてから8時間（子どもは6時間）空けて行うと高い効果が得られます。

東洋医学には古くから8時間の概念があったようですが、私は自分の指でそれを確認してきました。幼少期は整体指導者だった父に連れられ、数年後からは自らの意思で、相手の体に触れて異常を感じ取る訓練を、それこそ寝る間も惜しんで繰り返したものです。指先からの感触や温度を頼りに、筋肉や内臓の状態、体内で生じた動きやはたらきを極限の集中力で「読む」。すると、わずかな変化やちょっとした違和感を非常に大きなものとして感じられるようになります。

何年もこれを繰り返すうちに、絶対的な自信を持って体内の動きやはたらきを予測できるようになりました。

この経験があるので、一度刺激を受けたら大人なら8時間かけて患部が変化することも正確に読み取れます。熱刺激はもちろん、怪我の後などでも同様です。4時間や5時間ではあまり変化は見られず、だいたい8時間かけて変化します。

このあいだに刺激が体に反応を起こすから、血流の悪くなっていた部位が変化したり、機能が低下していた部位が回復の準備をしたりするのです。そして前回の熱刺激の効果が残りつつ、新たな熱刺激を刺激として受け止められる最高のタイミングでもあります。

刺激ばかり続けると、治るための時間を確保できません。腹を抱えて笑うようなおもしろい話でも何度も聞かされたら飽き飽きしますし、どんなご馳走でも満腹だったら美味しくいただけません。これは刺激が刺激たり得なくなるからです。

逆に何日も空けると、どうなるでしょうか。

まったく無駄になるわけではないものの、せっかくとらえた改善の兆しや回復するために起きた体の中での準備が活かせなくなるかもしれません。

体は8時間かけて、じっくり変化しています。こうした体の理《ことわり》を利用できるかどうかで、治り方に差が生じるのです。

8時間のリズムについて信じられない人もいるでしょうから、数値が出る体温の話をしましょう。産後の女性は、左右の体温が8時間ごとに変わります。これは出産によって広がった骨盤が8時間ごとに、左右交互に少しずつ締まるからです。

この考え方はまだ医学的には解明されていませんが、最近は「時間医療」という言葉を耳にするようになりました。毎日同じ時間帯に体が痛む、ある時間帯に薬を飲んだら、いつもよりすごく効いた、という話です。今後は時間と体の深い関係が、もっとよくわかるようになるかもしれません。

熱刺激の効果を高めるリズム、高めないリズム

○ 通常の熱刺激

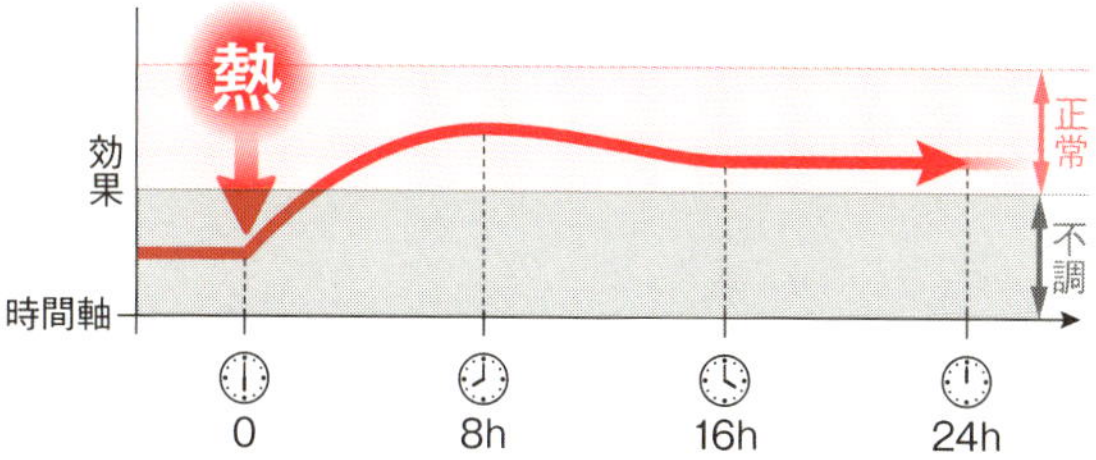

○ 8時間のリズムを利用した熱刺激

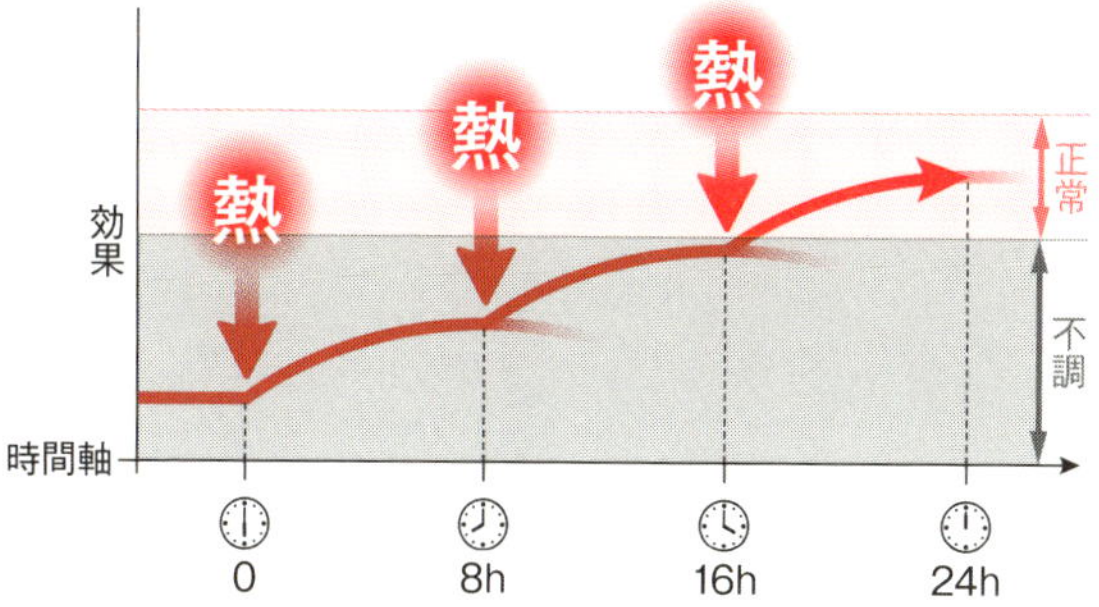

× 効果的でない熱刺激

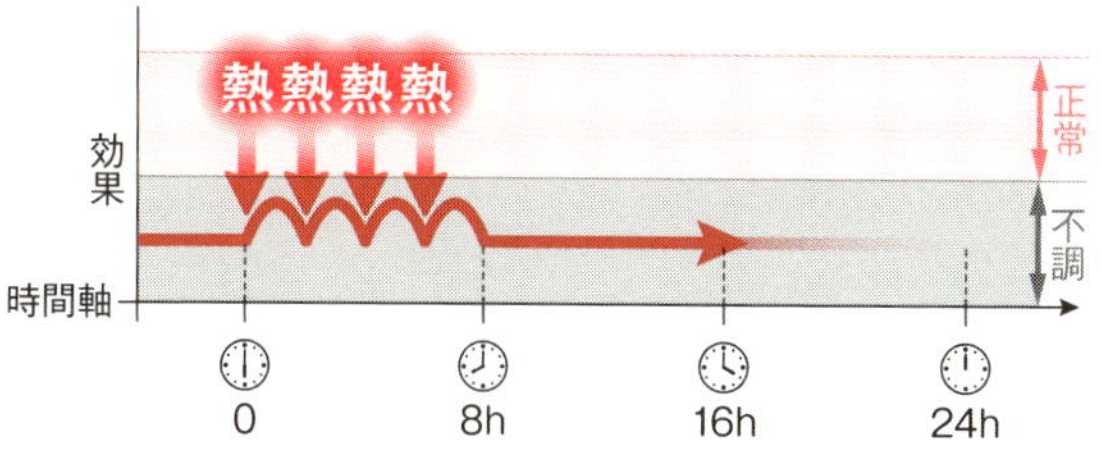

寝る前と目覚めてすぐは刺激のゴールデンタイム

「時間の制約があるなんて、面倒くさくてやってられない」

こう思われた方もいるでしょう。

簡単な方法をご紹介します。

最も実践しやすいのは、寝る前と起きてすぐの熱刺激を習慣化することです。たとえば就寝前の23時に熱刺激をしたら、次は起床後の7時に、という具合。

もし睡眠時間が短かったり長かったりしたとしても、大丈夫です。睡眠という体を休めるための時間をはさんでいるので、時間が多少前後しても高い効果は得られます。熱不足が慢性化した人は日中、先ほどの例なら15時にもやってみましょう。

8時間空けるということは、1日24時間のうち体を変えるためのチャンスが3回あるということです。患部の状態に合わせて使えば、最大の効果を期待できます。

熱刺激の効果をさらに高めるためにやるべきこと

「どうせやるなら、いちばん効く方法がいい」

これは誰もが思うことでしょう。そんなときは熱刺激をしている部位に意識を集中して、体の中に生じる変化を感じ取ろうとすると、さらに効果が高まります。意識しているほうが血流はよくなり、血液が集まりやすいからです。

たとえば、ひざを擦りむいて出血したときに、傷口に気を取られると血はなかなか止まりません。むしろ傷があることを忘れているくらいのほうが、出血は早く止まります。何かに失敗して顔が赤くなり、それを意識するとさらに赤くなることがあるように、**意識を傾けた部位は毛細血管が拡張し血流がよくなりやすい**のです。

逆に、効果を失うやり方もあります。**いろいろな症状を一気に解決、とばかりに何か所にも熱刺激をすると、せっかくの刺激が相殺されてしまう**のです。

体は、熱による刺激を受けてから数時間かけて反応し変化していくのですが、たとえば首、肩、腰、ひざなどと何か所も同時に行うと刺激だらけに。いきなり何人もの人から話しかけられたら対応できなくなるのと同様に、どの刺激にも反応できず効果が失われます。体の中で刺激を打ち消し合うイメージです。

熱刺激を行うのは必ず1か所、次々に行うときでも多くて3か所までに留めておきましょう。

皮膚に直接当てるから高い治癒効果と美肌効果がある

「いくら絞るとはいえ、水分を含んだタオルを使うと服が濡れるから嫌」

こういう声をよく耳にします。腕や脚、お腹くらいなら着衣をまくればできるが、胸や背中、腰となると……、ということのようです。「脱ぐのが面倒」とばかりに**熱したタオルをビニール袋に入れる人もいますが、これでは効果は激減します。**なぜなら、**皮膚という高性能なセンサーに直接タオルを当てないと、高い温度で患部を強く**

刺激し、冷める過程で自発的な血流を促すという流れが起きないからです。

礼儀上、手袋をはめて握手するようなことはないと思いますが、1枚あるだけで相手の握る力や体温、感触もわからなくなることは容易に想像できるでしょう。

タオルの温度や湿度を肌で直接感じないかぎり、さまざまな刺激を受け取れず体の奥まで浸透しません。血流が上がる過程で汗腺や毛穴などから汗や皮脂、不要になったタンパク質などが出ますが、これは日常生活ではあまり経験しない高い熱の力で普段は排出できないものが出せているからです。そして蒸気により肌にしっとり感が得られます。タオルからの熱と蒸気は皮膚の新陳代謝を促すため、美肌効果も期待できるのです。こんなメリットもありますから、タオルは皮膚に直接当てましょう。

熱刺激がうまくいったときは、タオルを当てた部位の皮膚表面にほんのり赤みがさします。当てたタオルが適温で熱刺激の効果が患部に浸透するとこうなりますが、患部の状態が悪いままだと血流が上がらず熱不足も解消されないため、色は変化しません。当てていても熱の刺激を感じないはず。この場合は、もう一度やってみましょう。

何度か試すと変化し始めます。

赤みがさしても、色の変化が生じない部分ができてまだらになることもあります。ほぼ均一の温度で熱刺激をしてもムラができるのは、そこの熱不足が深刻だからです。患部の中でも特に状態が悪化し固まった部分が体の奥深くにある場合、まわりと同じ熱では皮膚に赤みがさすほど血流が回復しないのです。この場合も、数回繰り返すうちに徐々に赤みがさして血流は回復します。

肌の色が濃い人は変化がわかりにくいかもしれませんが、その場合は患部がしっかり温まった感じを基準にしましょう。熱刺激をした後は、見た目だけでなく温まった実感まで重視したほうが大きな体の変化を期待できます。なぜなら、どんなことでも実感がないと、やっていることや効果に無意識のうちに疑念を抱き、それが血流の改善や筋肉の緊張緩和を妨げるからです。

熱さが苦手な人でも少しずつ刺激となる温度に慣れてきますし、皮膚感覚が鈍っている人なら、だんだん正しい感覚を取り戻してきます。

熱刺激をしても
特に状態が悪い部位があると赤みはささない

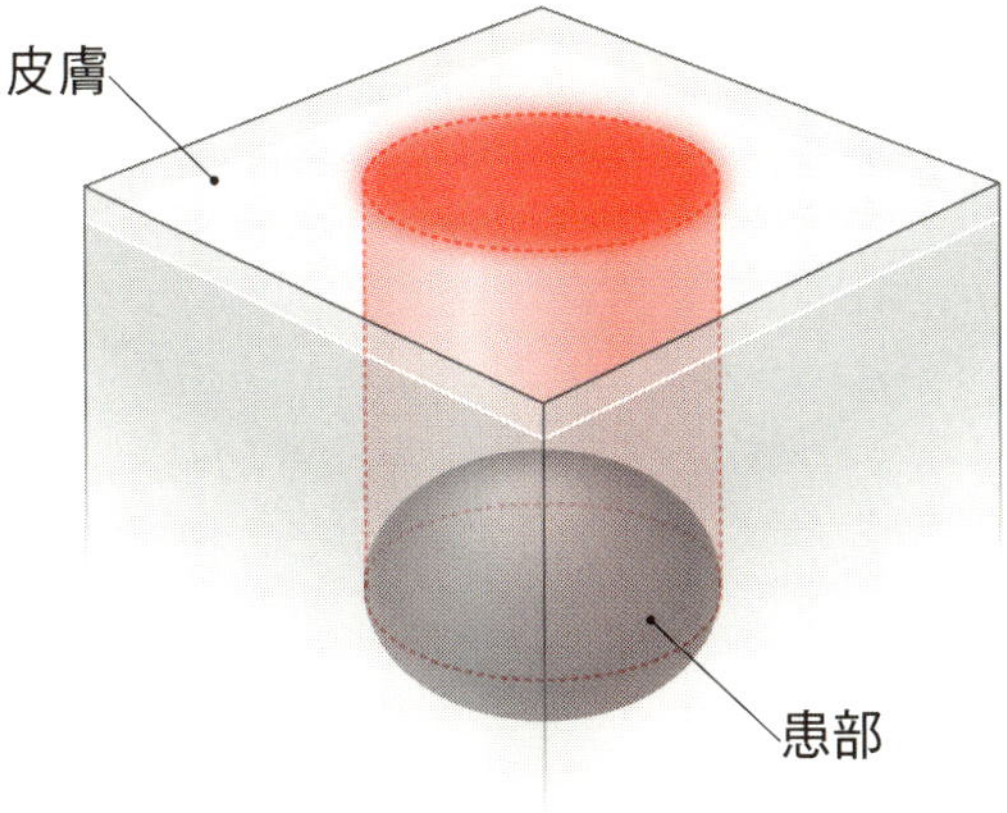

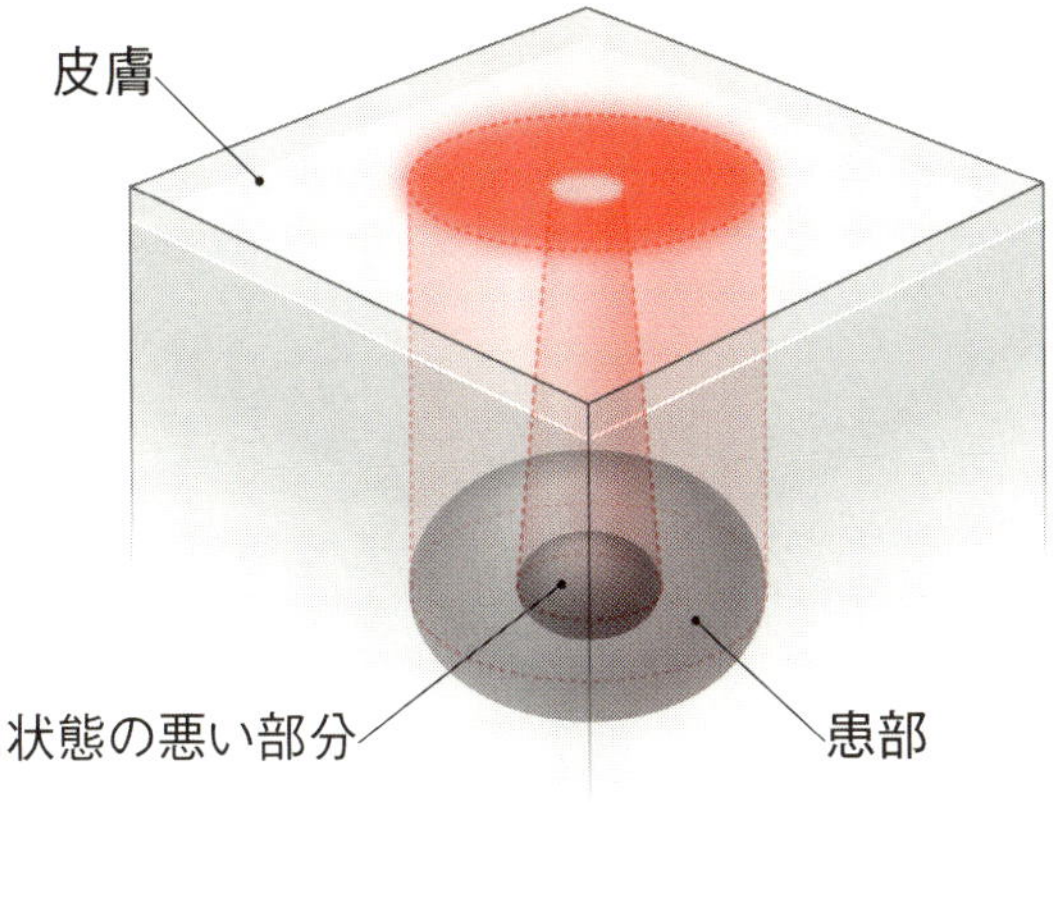

傷跡を残りにくくし後遺症を防ぐ効果もある

基本的には、いつでも、どこでもやっていいのが熱刺激のいいところ。温度に注意は必要ですが、アトピー性皮膚炎の乳児にやって皮膚がきれいになった例も多数あります。高齢者は一般に体温が低めということもあり、どこにやっても気持ちよく感じられるでしょう。特に不調の原因部位は冷えているため、なおさら快感を得られるはず。最初は何も感じなかったとしても、繰り返すうちに血流が回復する気持ちよさを実感できるようになります。

ただし絶対に避けたいのが、医師に安静を指示されたときです。たとえば頭を強く打ったときや外科手術の直後などは医師から安静を指示されますが、これは頭部の血管が損傷している場合に拡大させず修復する方向に導く、あるいは手術直後の弱った体で縫合した部分が開かないようにするため。熱刺激は体を変えるための「刺激」な

郵 便 は が き

料金受取人払郵便

新宿北局承認

7246

差出有効期間
平成29年10月
31日まで
切手を貼らずに
お出しください。

169-8790

154

東京都新宿区
高田馬場2-16-11
高田馬場216ビル 5 F

サンマーク出版愛読者係行

ご 住 所	〒　　　　　　　　　　　　　　都道府県	
フリガナ		☎
お 名 前		(　　　)
電子メールアドレス		

ご記入されたご住所、お名前、メールアドレスなどは企画の参考、企画用アンケートの依頼、および商品情報の案内の目的にのみ使用するもので、他の目的では使用いたしません。
尚、下記をご希望の方には無料で郵送いたしますので、□欄に✓印を記入し投函して下さい。
□サンマーク出版発行図書目録

1 お買い求めいただいた本の名。

2 本書をお読みになった感想。

3 お買い求めになった書店名。

市・区・郡　　　　　町・村　　　　　書店

4 本書をお買い求めになった動機は?

・書店で見て　　・人にすすめられて
・新聞広告を見て(朝日・読売・毎日・日経・その他=　　　)
・雑誌広告を見て(掲載誌=　　　)
・その他(　　　)

ご購読ありがとうございます。今後の出版物の参考とさせていただきますので、上記のアンケートにお答えください。**抽選で毎月10名の方に図書カード(1000円分)をお送りします。**なお、ご記入いただいた個人情報以外のデータは編集資料の他、広告に使用させていただく場合がございます。

5 下記、ご記入お願いします。

ご職業	1 会社員(業種　　) 2 自営業(業種　　) 3 公務員(職種　　) 4 学生(中・高・高専・大・専門・院) 5 主婦　　6 その他(　　)		
性別	男・女	年齢	歳

ホームページ　http://www.sunmark.co.jp　ご協力ありがとうございました。

ので、安静が必要なときはやめましょう。指示が解けてからであれば、たいていの症状で回復を早められます。

出血している傷ややけど、あるいは骨折やねんざ直後の部位なども同様です。熱刺激には血管をゆるめて血流を一気に高める効果があるため、出血や炎症を悪化させるおそれがあります。外傷なら出血や炎症を止めること、骨折やねんざなら一刻も早く骨や筋肉を元の位置に整復することが重要で、当日は安静にしたほうが無難です。

このような怪我をしたら熱刺激をしてはいけないわけではありません。**外傷なら傷が塞がれば、骨折やねんざなら専門家がきちんと整復した後なら、むしろ治りをかなり早められます。**

受傷部分を守るように周囲の筋肉が硬直した状態が長く続くと、血流を妨げて傷の修復を遅らせます。この反応を熱刺激で解除するから、早く治るのです。血流がいいほうが、受傷部位の再生を促しつつ体内に残った死んだ細胞や淀んだ体液の回収を早められるため、**傷跡を残りにくく後遺症を出にくくします。**

体が過敏なときは病気や不調を招き入れやすい

こうした常識的に判断できるタイミング以外で避けたほうがいいのが、体が過敏なときです。普段なら何ともない光をまぶしく感じる、あるいは体に触れただけで不快感があるようなときは熱刺激にかぎらず、冷たい水や大きな音、目を酷使するテレビやスマホ、読書など、すべての刺激を避けるべきです。最低でも8時間は安静にして過ごしましょう。それでも状態が変わらなければ、さらに休んで様子を見ます。**意識はしっかりしていて動けそうな気がしても、体は疲労困憊《ひろうこんぱい》で休養が必要なときがあるのです。**

ほかにも風邪をひいて風呂にも入りたくない気分のときなど、体を休めるべきときに無理をすると、つらくて負担が増すだけ。過敏なときに必要なのは、どんな刺激よりも休養です。しっかり体を休めるよう心がけましょう。

まれに、熱刺激をしても痛みや不快感が生じるときがあります。

これは熱刺激によって体調が悪化したわけではありません。**月経の周期のように、人間の体には高調期と低調期があります。**体が低調期に入っていると回復に時間がかかることがあるのです。そのような場合は8時間後に、もう一度熱刺激を試してみましょう。気持ちよさを感じられれば順調に回復しています。痛みが増すようなら中止してください。

ほかに他人に熱刺激をする、あるいはしてもらうときは少しだけ注意が必要です。自分自身でなら手から温度を感じ取れますし、患部に当てても熱すぎたらすぐにはずせますが、それができないからです。

長年苦しんだ症状を熱刺激で解消した30代のお母さんが、自分の体に起きたすごい効果に驚き、子どもに熱いタオルを当てて、あやうくやけどさせるところだった、という例がありました。子どもは大人よりも血流が多く体も敏感なので、大人の感覚では失敗することがあります。よく様子を見ながらしてあげましょう。

3のまとめ

○ひどい症状でも熱刺激を繰り返すと浸透する

○体が変わる8時間のリズムを利用しよう

○寝る前と起きてすぐは熱刺激のゴールデンタイム

○熱したタオルを皮膚に直接当てるから効く

○体が過敏なときは刺激を避ける

4

病気や不調が「勝手に治る体」とは

「勝手に治る体」と、そうでない体は何が違うのか

「刺激」と聞くと、どんなことを思い浮かべますか。

「たくさん歩いたら足の裏が刺激され、ポカポカしてきた」

「肌への刺激が強すぎてかぶれた」

「刺激的な味」

「ライバルの存在がいい刺激になった」

「刺激の強すぎる話の展開にショックを受けた」


このように、刺激には適度なものと度を越したものがあります。

適度な刺激を繰り返せば強くなり、不足すると弱っていく。度を越したものだと刺激のダメージから回復できません。たとえば読書は脳や心によい刺激を与え、何もせずにいるだけだと脳や心は刺激不足で退化する。スマホの画面を長時間見続けると、

目に刺激が重なり続けダメージが蓄積します。**私たちは日々たくさんの刺激を受け、それに反応した総和が今の自分をつくるのです。**

ここでは数多くある刺激から、健康維持に密接に絡む「体を動かす」という刺激を例にお話ししていきましょう。

日本人の8割以上は体を動かす気すらない

まず、よく言われるように日本人の一日あたりの活動量は大幅に減っています。厚生労働省の調査でも、運動習慣のある50歳未満の男女はともに2割を下回るという結果が出ており、海外にある井本整体の支部からの情報では、活動量の低下は世界じゅうで起きていることのようです。

私が子どものころは、よく体を動かしていました。と言ってもわざわざ運動をしたわけではなく、動かないと生きていけなかったのです。車は一部の人が乗るものでしたし、エレベーターもエスカレーターも見かけません。大きな荷物を背負ったまま毎日数十キロ歩く人が大勢いましたし、とにかくよく体を動かし汗をかいていました。

私の母親の世代は、日中は家事と体を動かす仕事に明け暮れ、夜は裁縫や編み物をして自分だけの時間を過ごす女性が多かったと思います。このように体も頭もまんべんなく刺激して、夜は深く短く眠ることを繰り返していたため、さまざまな刺激を受け止められ、ちょっとした病気や不調を抱えても「勝手に治る体」だったのです。

私たちの生活はそのころとは大きく様変わりし、体をあまり動かさず頭や目、指先ばかり酷使するようになりました。これらの部位は目覚めてから眠る直前まで使われ続けるため、充分な休養など取れません。眠る直前までテレビやスマホの画面を見ていることすらあるのですから、当然です。でも、それ以外の部位はあまり使っていないため疲れていない。

そうすると、**体は元気でも頭や目の強い疲労によって全身の疲労感は抜けない状態に。デスクワークでは指でキーボードを叩く時間が飛躍的に増えましたが、指先には**

感覚と運動をつかさどる神経が密集しているため、動きはわずかでも神経や脳は興奮状態になって疲労も溜まります。これが続くと眠りが浅くなるのです。

こうして酷使された部位の疲労はずっと抜けず、どんどん動くのが億劫《おっくう》になって、ただでさえ激減中の活動量がさらに減ってしまう。これは漫然と暮らしていると偏った体の使い方になり「勝手に治る体」からはどんどん遠ざかるということです。

くよくよしない人の秘密はどこにある？

適度な運動は体にいい刺激を与えます。でも、いきなり激しい運動をしたら体を壊しかねません。張りきって近所を走ったはいいが、ひざや腰を傷めた、あるいはゴルフ場で倒れたという話もよく耳にします。体を壊す以前に続かない人のほうが多い。

怪我をした人は運動による刺激に体が耐えられなかった、続かなかった人は準備不足か心が耐えられなかったのでしょう。このように**刺激には、体や心が「受け止められる」「受け止められない」があり、受け止められる幅を「閾値《いきち》」と呼びます。**

閾値は、あまり耳慣れない言葉かもしれません。

いくつか具体的な例を挙げてみましょう。

体調が悪いときに、空調の温度や湿度が過剰に気になったり、まわりの人の話す声がやけにうるさく感じたりした。このように普段は気にならないことが気に障るのは、空調や音という刺激を受け止める幅、閾値が狭まったからです。猫舌の人は熱いものが口に入る刺激を受け止める閾値が狭い、冬でも半袖で外を歩ける人は寒さという刺激の閾値が広いと言えるでしょう。心に関してなら、怒られていつまでもくよくよする人は「怒られる」という刺激への閾値が狭いと言えます。


どんなことでも適度な刺激を積み重ねれば幅広く受け止められるようになりますが、そうでないと受け止められる幅が狭まります。運動習慣の例で言えば、体を動かす頻度が減って運動という刺激を受け止められなくなった、ということです。

体への刺激が不足して閾値が狭まると、本当に不便になります。

では、どうすれば閾値が広がり「勝手に治る体」に近づけるのでしょうか。

適度な刺激と過度な刺激の違い

○ 適度な刺激は閾値を広げる

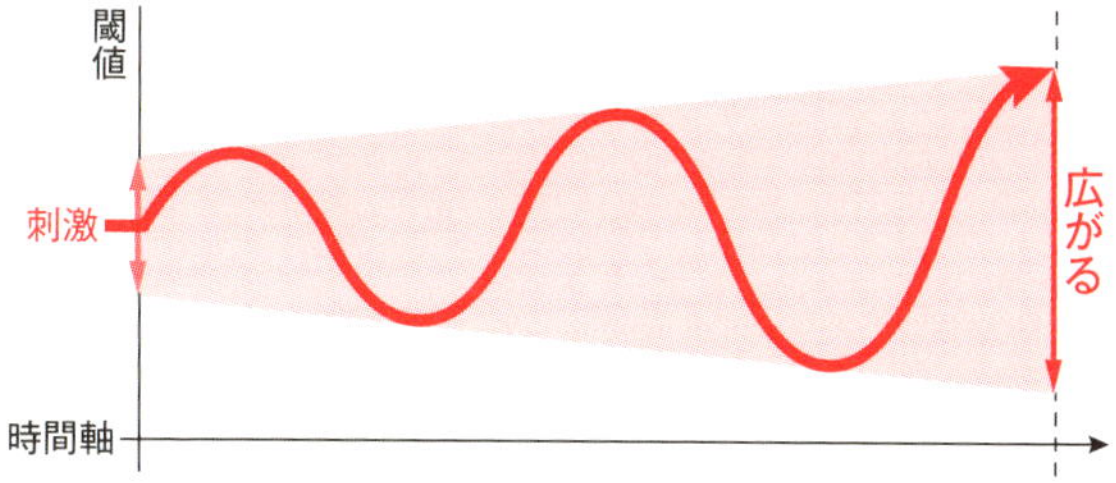

✕ 刺激が足りないと閾値が狭まる

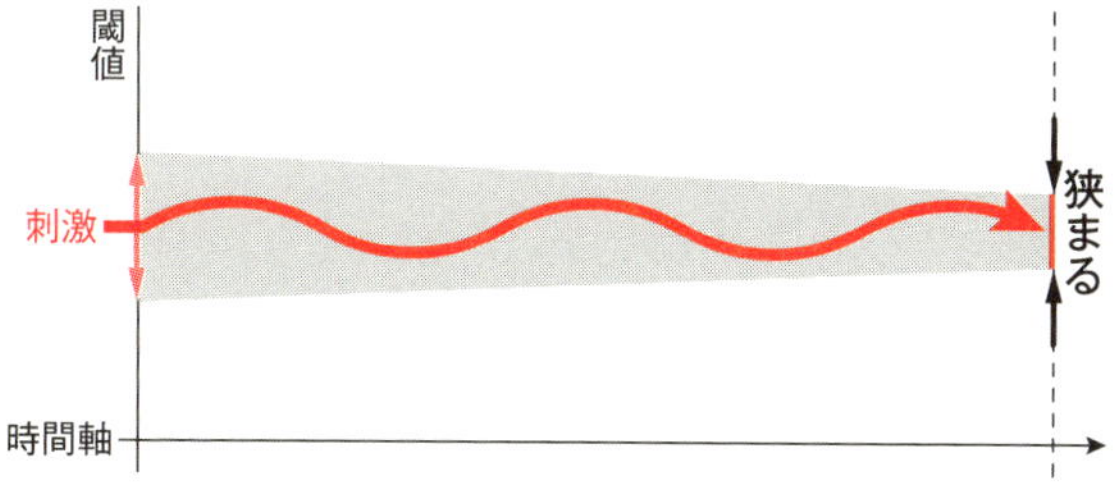

✕ 過剰な刺激は体にダメージを与える

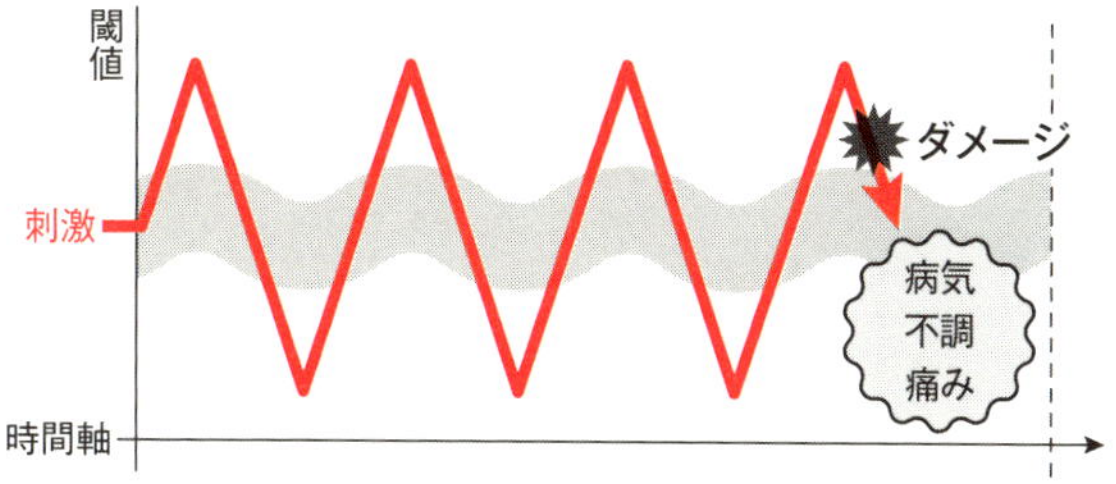

体を強くするのは、わずかな「いつも以上」

やるべきことは、とてもシンプルです。

体の「閾値」を広げる最も手軽な手段は、自分がなんとか耐えられる程度の刺激を繰り返し受けること。仕事や家事なら「ちょっと疲れたから休もう」と思ったときにもう少しだけ頑張る。いつもより少しだけ長く、あるいは速く歩く。

「いつも以上」に動けば、つねに「いつも以上」動けるようになるために体は変わります。これはトレーニングのようなもので、成長を感じたり感じなかったりしながら少しずつ「いつも以上」の刺激を受け止める強さが身につくのです。

階段を避けていた人も、1か月間ずっと階段を使い続ければラクに上れるようになります。体力がつき体調もよくなるでしょう。集中力が続かなかった人も、いつもより集中する工夫をするだけで続くようになる。自分の限界に近いことを繰り返すことで閾値は広がります。時間はかかるかもしれませんが、チャレンジし続ければ意外と変われる自分に驚くでしょう。

「閾値」を広げるだけでラクに生きられる

受け止められる刺激の幅が広い人は、生きるのがラクです。

何か不調を抱えても、ダメージを受けすぎずに受け止められます。ちょっとした頭痛やだるさで寝込んでしまう人は痛みや不快感の閾値が狭いし、それを感じても体が動く人は閾値が広い。同じ痛みや不調でも閾値の幅によって、受け止めて強くなるかダメージを受けてつらくなるかが分かれます。

もちろん閾値は、無限に広げられるものではありません。でも、少なくとも寒さや痛みの閾値が少し広がれば、気持ちよく過ごせる時間が増えます。「勝手に治る体」は閾値が広いため、さまざまな刺激を受け止められるのです。

なぜ外国人は、お湯の出ないシャワーで平気なのか

20代でスイスに留学していたこともあり、私は昔からヨーロッパの人々とのつながりが深いのですが、彼らの習慣で驚くのが真冬でも水のシャワーを浴びることです。お湯を混ぜるなどということはいっさいなく、完全に水。日本人の私には無理です。しかも秋が深まった肌寒い季節でも、寝るときは薄い肌掛けを1枚かけるだけ。それでも、つねに暑がりというわけではありません。彼らは寒さも暑さも受け止めて、柔軟に体温調節できるのです。

その秘密は体温にあります。

井本整体フランス支部の指導者によると、彼らの平熱は37・2℃もあるとか。日本では微熱と判断する人もいるくらいの熱ですが、これは体の中がつねに活性化され免

疲力も高い状態を保っているということです。向こうでは風邪を引いて病院に行っても「3日後に来てください」と言われ薬も出されないことが多いとか。インフルエンザでも「ゆっくり休んでください」と言われるだけのケースもあるそうです。

それは充分な休養を取れば「勝手に治る体」だからでしょう。

彼らの体に触れると、温かいだけでなく生命力あふれる弾力を感じます。だから、さまざまな刺激を柔軟に受け止められるのです。

1957年に3000人を対象にして行われた、日本人の平熱の調査では、平均は36・89℃だったそうです。この当時の人の体は、たしかに温かく弾力があったので「勝手に治る体」だったのもうなずけます。

最近は平熱が35℃台の人も多いようです。

たしかに冷たくて硬い体の人が増えたことは、日々実感しています。こういう人は昔の環境では生き延びられないくらい弱々しく感じます。**わずか1℃にも満たない違いですが、この熱に人生は大きく左右されると言っても過言ではないでしょう。**

高い熱にはガン細胞を死滅させる力がある

熱という言葉を耳にして、まず私が思い浮かべるのは「ありがたい」です。極寒の中で体が冷えきったときにいただく温かい飲み物や、ちょうどいいお湯加減の風呂。子どもの手を握ったときに感じる、ぬくもり。熱不足の状態で感じる温かさは心地よく、ありがたく感じます。冷えきった体が温まっていく感じは格別で、大げさでなく生きている実感が得られる。この感覚は、おそらく体から熱が奪われることへの危機感が関係しているのではないでしょうか。

私たちは、体の機能を正常に保つ平熱を維持するために、全エネルギーの70％を使っています。**平熱よりも6℃程度高くなるとガン細胞は死滅し、1℃ほど下がったら逆にガンが活性化する。全身が30℃を下回ると意識を失い死の危険にさらされる。**これを考えると平熱の維持がいかに重要かわかると思います。

気温が高いときは平熱をキープするのが比較的ラクです。

体の機能はおよそ37℃という一定の温度があるから正常に保たれますが、この体温をつくる労力が少なくて済みます。これは省エネモードのようなものですから、たとえば真夏に食が少し細ったとしてもまったく問題ありません。むしろ当然のことと考えていいでしょう。

もし**気温の高い夏に太りやすいとしたら「食欲はないけど夏バテ対策のために精のつくものを食べないと」と考えるあまり、食べすぎているおそれがあります。**これでは、ただ太るだけでなく消化する胃腸にも負担がかかり、糖や脂質が過剰になることで血管にも負荷がかかるうえ、体調もくずしやすくなるでしょう。

逆に冬は外気温が低いため、平熱をキープするために体内のはたらきを活性化しないといけません。外から冷やされ続けているのに内側から温めるはたらきが高まらないと、どんどん冷えてしまうからです。

この生きていくために欠かせない熱は、どこで生まれるのでしょうか。

体温を保つ熱は、安静時は55％程度が内臓で生まれ16％は脳で生まれます。25％は筋肉。普段はおもに臓器で熱が生じ、必要に応じて筋肉で補うということです。

「健康な平熱」と「不健康な平熱」

体調がいいときも悪いときも、体はできるだけ正常に機能を保つために体の深部が37℃前後になるよう調整しています。だからラクに体温を保っているときもあれば、本当につらい状態のときもある。体調がいいときは体がしっかり機能しているため、平熱を容易に保てます。外気温が多少低くても問題なく、高くても汗を出したりして調整できる「健康な平熱」と言えるでしょう。

でも体調が悪化したときは、その原因部分のはたらきが低下しています。そうすると、細胞レベルで起きていることと同様に、ほかの部位でのフォローが必要です。健康に機能している部位がよけいにはたらいて、何とか平熱をキープしているだけですから、普段は感染しないようなウイルスにも感染しやすいし、怪我をしても体の修復に使う余力が小さいため治りにくい。これは言わば「不健康な平熱」で、均衡が破られ続けると平熱はじわじわ下がっていきます。これが低体温と呼ばれる状態です。

普段から体温が低いという人も、成人してからなら生活習慣の影響が疑われます。子どものころからだとしても、母体の深部体温が標準的な37℃前後とすると胎児のころは37℃近かったはず。体の基盤ができていく乳幼児期なのかホルモンバランスが変わる思春期なのか、どこかで「不健康な平熱」を下回るきっかけがあり、それが体の動きやはたらきを変えていったのでしょう。

平熱は加齢とともに下がっていくものですが、その幅はごくわずかです。しかも数十年かけてゆるやかに下がるものなので、**短期間で大きく下がったり35℃台になっていたりするなら、体の機能が低下していると考えてください。**「勝手に治る体」は平熱が高めですから、そこから遠ざかっている状態と言えます。

体温が上がるのは体が危機を察知したから

普段は体の深部温度を37℃前後に保っているのに、全身あるいは部分的にそれ以上に発熱することがあります。これは体に熱が「必要」だからです。

誰もが、発熱時にこめかみが脈打ち頭が痛くなったことや、かさぶたの下が赤く熱くなったことがあるでしょう。このとき栄養素や酸素はいつも以上に届いていますし、体内が活性化して化学反応が進み温度は上がっています。もちろん白血球も元気になり免疫力も上がるから、ウイルスや細菌の繁殖も抑えられます。

つまり**発熱は病気や不調との闘いを有利にし、怪我などで損傷した箇所の修復と不要になったものの排出をラクにしてくれる**のです。

この発熱は「発熱が必要」という指令が脳に届くことで生じる現象です。

ウイルスに感染したり臓器や筋肉などの機能が低下したりしたときは、視床下部にある発熱中枢が全身に2つの現象を起こします。

ひとつは、熱を起こすために「体温が下がった」と錯覚させること。私たちの体は、体内がいつもどおり機能できるよう「冷えたら温める」「熱くなったら汗腺を開くなどして冷ます」を繰り返して体温を保っています。「体に生じた異常を解消すべき」という指令が脳に届くと、まず視床下部が設定している体温が下がりますが、これはエアコンの温度センサーのようなもの。室温が下がったら温風が強くなるのと同様に、体は血流を上げたり筋肉を震わせたりして温度を上げようとします。**病気の前触れで寒気がするのは、視床下部が体の設定温度を下げたから**なのです。

もうひとつが、熱を失わないよう「緊張させる」こと。

いくらエアコンから温風が出ても、窓やドアを開けていたら熱は逃げますし、薄い板壁で断熱材がなければ暖まりません。こうならないように、交感神経のはたらきで汗腺を締め、皮膚や筋肉を緊張させて断熱材のようにし熱を失いにくくさせます。

発熱しても、熱が出にくかったり長く発熱が続いたりして苦しむ人は、体温を上げる機能が弱っていることが考えられます。神経の伝達が鈍った、臓器の機能が低下した、血管の状態が悪化したなどで体が弱ると、熱をつくる機能も弱まります。あるいは皮膚の血管や汗腺を収縮させて熱を下げないようにする交感神経のはたらきが低下して、体から熱が逃げている場合もあるでしょう。

熱が出て体が痛むとしたら、そこの血流が悪化していたことが考えられます。拍動を感じるような頭痛の多くは、どこか一部の血管が硬くなったり狭まったりして血液がスムーズに通らないから生じるものです。せきやくしゃみがひどくて息苦しいとしたら、呼吸器が弱って硬直していたためでしょうし、胃腸にくるとしたら消化器系の機能が低下していることが疑われます。

このように、**特に弱っているところがあるほど負担やつらさを感じやすくなります**が、**症状が刺激となって体はゆるんでいく**のです。発熱して苦しい部位があるのは、そこが弱っていたからと考えてください。

最上の名医となりうる、発熱の力

普段から余裕を持って平熱を保てている人は体温を上げる余力があります。だから風邪をひいたときに、熱を一気に上げることも可能です。

高い熱が出るときは、体内での化学反応が活発に進むため免疫力が高まります。だから正常な細胞は活性化し、熱に弱いウイルスやガン細胞などをピンポイントで死滅させられるのです。同時に体内の血流も上がるため、部分的に生じていた体液や老廃物の滞りも解消。風邪をひいて高熱を出しても寝込むことなくガンガン活動できて、あっという間に治る人がいますが、こういう人は高い熱を出せて無事に経過できるだけの余力があるのです。

熱を出せても寝込んで動けなくなるのは、もともとの生命力はあるものの弱っている人に多いケースです。高い熱を出せるだけの機能的な余裕はあるものの、激しい血流や高い体温にさらされて心身が悲鳴を上げるタイプと言えます。こういう人は熱刺激を繰り返すことで、体が徐々に血流や体温が上がることに慣れて活性化するため、結果的にラクに熱が出るようになるでしょう。

どのタイプにも共通して言えるのは、発熱時に無理に熱を下げようとしないでいただきたいということです。最近は医師も「もし苦しかったら飲んでください」と言って解熱剤の処方箋を出すようになりましたが、それは発熱という、人体にとって自然な反応を無理に止めることが害になると広く知られてきたからです。**無理に熱を下げて亡くなった子どもの例も、過去には多数ありました。**

健康になりたければ「発熱後」に休みなさい

発熱は、うまく経過できれば体内に生じた血液の滞りを解消し、不要な代謝物を体外に排出する新陳代謝のはたらきを高めてくれます。体が弱っている方ほど最初は苦しいですが、うまく経過できれば心も体もリフレッシュでき「勝手に治る体」に近づけるでしょう。
発熱が苦痛な方にとっては、避けて通りたいものかもしれません。
それでも普段とは異なるリズムで体を刺激し、快方へと導くすごい力があることはご理解いただけたのではないでしょうか。

発熱で最も重要なのは、発熱後の休養期をどう過ごすかです。

脚を骨折したら脚の骨がくっつくまで休養するのに、発熱のあとは休養どころか無理をする人が本当に多い。**何度となくぶり返す原因は、免疫力が充分に高まるまで発熱できていないか、発熱して体内はきれいになったが普段はしない発熱というオーバーワークによって衰弱した体で無理をしたかのどちらかです。**

はずせない仕事や大事な約束があるのは仕方ないですが、休養をしっかり取れば風邪をひく前よりもあきらかに健康になれます。長引いたりぶり返したりさせないためにも「発熱後は休むのが最も効率的な過ごし方」と心得るべき。

いざというときに体が動かなくなりますし、さらに弱っていきかねません。

たった1時間で風邪を治すための条件

全身が弱っておらず、慢性的に弱った部位もなければ、高熱が出てもラクに過ごせます。仕事や家事をしていて体のほてりを感じ、体温を測ってみたら40℃を超えていたというケースもあります。風邪が治るまでの私の最短記録は1時間でした。非常に忙しい時期で疲労が溜まり、臓器の機能も低下ぎみだったと思います。山口県の宇部空港から羽田空港まで乗る飛行機で、座席に着くとまず背中に強い悪寒が走りました。**すぐに40℃前後まで体温が上がり、上がりきった後はスムーズに下がって数分は平熱以下の体養期に入り、いつもの体温に戻っていきました。**

東京でも急患が待っていたため、寝込んでいる暇などなかったことも関係しているとは思いますが、慢性的にひどく弱った部位があったり極端に体力が低下していたりするのでなければ、高熱でも苦しむことなく経過できるということです。

高い熱が出ない人のほうが危ない

「病気にかかっても熱が上がらない」

こうおっしゃる方は、免疫力を高めて自ら体を治す熱をつくる余裕がありません。このように、平熱を保つだけで精一杯な人が急増しています。あまり熱が出ず、いつ熱が下がったのかわからないようだと、抱えている不快症状が改善されにくいのです。高い熱が出せないため微熱が長く続いて、つらい症状も長引きやすくなります。熱が上がらない人は、ちょっとしたことで疲れて何をするのも億劫《おっくう》になり、やろうと思ったことがどんどんできなくなっていきます。

これは中高年にも多いですが、最近は若い人や子どもにも散見されます。「勝手に治る体」とは対極ですし、若くて生命力があるはずの彼らの将来に不安を覚えます。

なぜ、こうなるのでしょうか。

つねに過剰なストレスを抱えている人は就寝時も心身が緊張しているため、養生する時間がありません。脳も筋肉も臓器も休まらないため、発熱中枢のはたらきまで鈍っていきます。この傾向は、発熱時に解熱剤を乱用したり体を過剰に冷やしたりするなど、発熱を抑えることを繰り返した体に特に多くあらわれるようです。

熱をしっかり出すのは体にとって「進め」の時期。このときに、急激に熱を下げる薬を飲んだり体を冷やしたりするのは、高速で走っていた車に急ブレーキをかけるようなものです。体を活性化させるために全身が熱を上げようと機能していたのに、急に発熱のはたらきを止めるような作用を促すわけですから負担がかかりますし、体の中で混乱が生じます。危険な発熱でないのにこういうことを続けると熱が上がりにくくなり、不調を一掃できない体になっていきます。

老化が、すべての人に平等に訪れない理由

「年をとると病気や怪我が治りにくくなる」

よく耳にする言葉です。子どものころは知らぬ間に治っていた傷でも、加齢とともに治るのに時間がかかりがちに。病気が長引き、体も動かなくなってくる。

これらはすべて全身の血流や体温、体の水分量が関係している現象です。

年をとると細胞の入れ替わりにも時間がかかるため、古い細胞を長く使うことになります。しかも血流が落ちているから細胞の劣化や消耗が激しい。血液を新鮮な状態で巡らせられないから皮膚のコラーゲンも水分を保てなくなってくる。全体的に体の中の動きやはたらきが鈍ってきます。

同じ年齢でも若々しい人と老けた人がいるのは、刺激と休養のバランスが上手に取れているかいないかの違いが大きいのではないでしょうか。生活には適度な刺激を加え、弱った体には熱刺激を与えて人生を豊かにしましょう。

4 のまとめ

○ さまざまな刺激を受け止める幅があると体は強い

○ 平熱が低いと生きづらく、高いとラク

○ 体の弱ったところは激しい症状が出やすい

○ 発熱がしっかりできるのは「勝手に治る体」だから

○ 発熱後の休養期はきちんと養生しよう

5

弱った体を強くする
すごい熱刺激

「今の体質を変えたい」
「全身に効くやり方はないのか」

こう思われた方におすすめしたいのが、後頭部への熱刺激です。ここには脳の延長とも言える延髄があり、全身に張り巡らされた神経が集約される部位でもあります。すぐそばには全身の血流の3割が流れ込むと言われている脳への血管もあるため、脳にも全身にも強い影響力があります。全身の血流や自律神経のはたらきを改善する力があるため、弱った体を「勝手に治る体」へと導くのです。

弱った体によく効く後頭部への熱刺激

後頭部に熱刺激をする最大のメリットは、延髄のはたらきを活性化できる点にあります。延髄は、脳と背骨の中を通る脊髄《せきずい》をつなぐ部位。脊髄は全身を動かすための指令を送る神経の通り道ですから、ここと脳をつなぐ延髄がいかに重要かがご理解いただけると思います。

しかも延髄は、自律神経との関係が深い部位です。**自律神経は、無意識で行う呼吸の調整、心拍の上下や血管の拡張・収縮、食物の消化活動、汗の分泌、くしゃみやせきといった反射など、多種多様な体のはたらきを勝手にこなしてくれます。この自動運転のような便利な機能に生じたほころびが、病気や不調につながるのです。**逆にこの機能を活性化できれば、さまざまな不具合を一気に緩和・解消できる可能性があります。継続できれば体質改善にもつながるでしょう。

効きやすいタイプははっきりしています。ご存じの方も多いとは思いますが、自律神経には交感神経と副交感神経の2つがあります。そしてさまざまな病気や不調に悩まされがちな方は、以下のどちらかに当てはまると思います。

1 交感神経が優位で副交感神経のはたらきが鈍っている

つねにストレスにさらされイライラしているような方は、こちらに分類できるでしょう。行動力はあってキビキビ動けるのですが、気が休まらないし体も休まらないため、疲弊し消耗しがちです。それによって不調や病気を抱えていきます。

2 交感神経も副交感神経もはたらきが鈍っている

どちらかというと集中力に欠け、さまざまなことに強い意欲が湧かない方や優柔不断な方は、こちらに分類されます。リズムが弱々しいから体も心も自発的には動きにくくなっているのが、このタイプです。しかも閾値《いきち》が狭いため、ちょっとした言葉や態度にも過剰に反応したり、わずかな気温の変化にも耐えられず体調をくずしたりします。あるいは周囲からの刺激に反応し続けることに疲弊し、心や体にダメージが蓄積していくケースも見られます。

この**交感神経と副交感神経のリズムは、日常生活で受け取っている刺激の集大成です。そこに熱刺激という、強くて短い新たなリズムを打ち込むから低下していたはたらきが戻る**のです。自律神経のはたらきは数分単位でわずかにゆらぐものですが、それを大きく強くゆさぶることで狭まっていた閾値を広げるとイメージしてください。もう少しくわしく、ご説明しましょう。

自律神経を活性化させるなら、これをしよう

熱したタオルを後頭部に当てることで、普段感じることのない温熱刺激が自律神経の通る延髄に加わります。すると熱で体温が上がりすぎないように、汗腺を開いて発汗を促す指令が出ます。そして皮膚への温熱刺激は体温調節の役割を担う視床下部に伝わるため、体温を上げる指令を止めて熱を放散させ、体温を下げる方向にシフトします。真夏の晴れた日に、冷房の効いた涼しい屋内から出て外を歩くときをイメージすると、わかりやすいでしょう。これは交感神経が優位な状態です。

数分かけてタオルの温度がだんだん下がると、こんどは体温が下がりすぎないように汗腺を閉じて体温を上げる指令を出します。緊張状態を解消することでリラックスし、急速に副交感神経が優位に。

そして再加熱したタオルを冷めるまで当てるという刺激を繰り返すことで、機能が低下し弱々しいリズムになっていた自律神経の閾値が広がり、はたらきが活性化していくのです。

熱刺激が冷める過程で
自律神経の機能が高まる

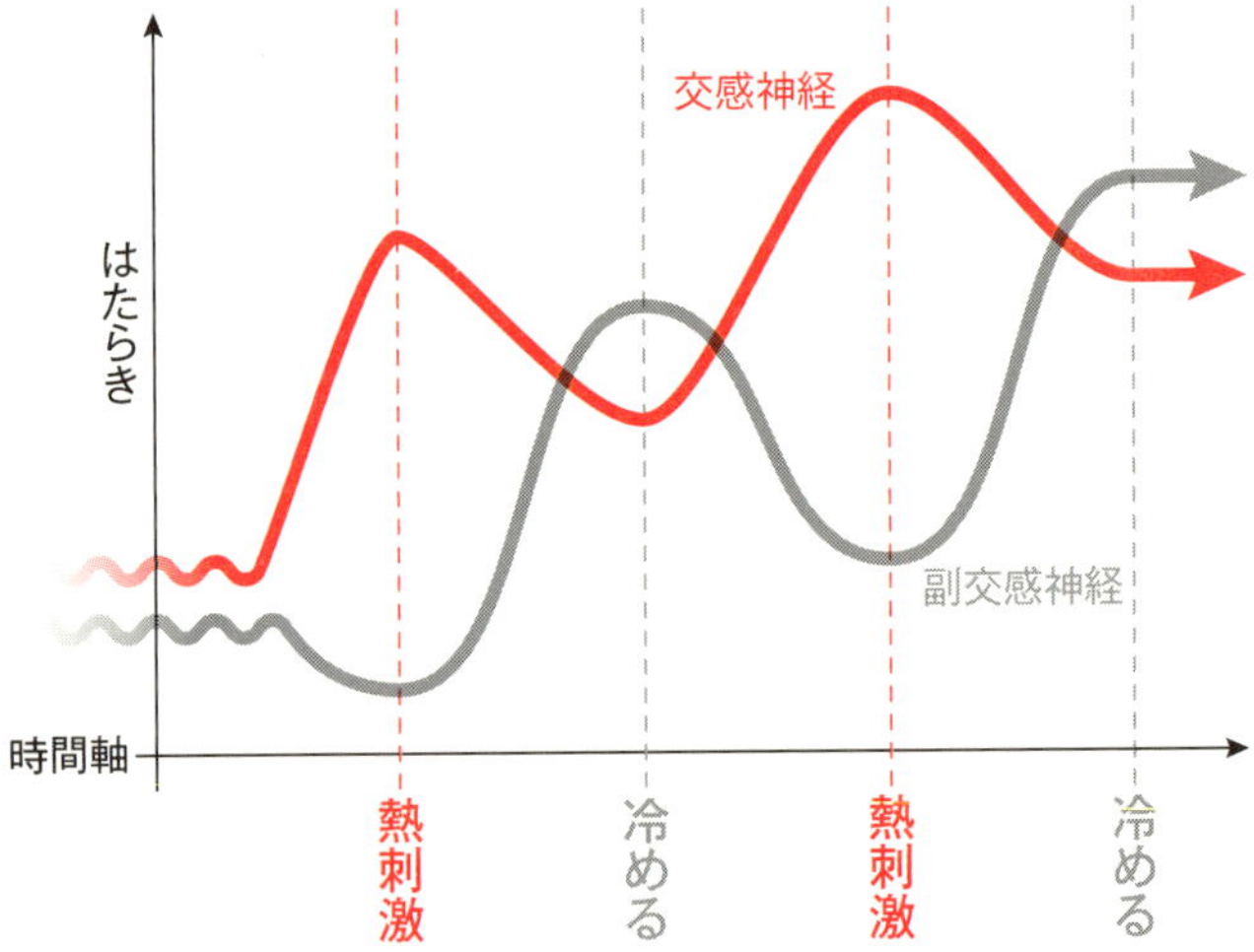

汗が出るのは体が最悪期から脱した証し

注目したいのは、汗の分泌についてです。自律神経のバランスがくずれると汗が出にくくなったり、出たらなかなか止まらなくなったりするのですが、これは体温調節機能の低下につながります。気温が上がっても汗腺が開きにくいと汗で体内の熱を放散できずにこもり、下がっても汗腺が閉じにくいと体温は下がりやすくなる。このように気温変化という刺激に対応できない状態が続くと体はしだいに硬直し、低体温への移行を助長します。

でもご安心ください。後頭部に熱刺激をすると、汗の分泌が促されます。その効果は、1回目で後頭部から全身に熱が広がることを感じられて汗が出る人もいるほど。この熱が体温調節の役割を担う脳の視床下部も刺激し、低下していたはたらきを取り戻すから、下がっていた平熱が回復する方向に舵をきるのです。

位置は「盆《ぼん》の窪《くぼ》」と呼ばれる、後頭部の髪の生え際中央あたりで、そこを中心に熱したタオルを当てます。寝たまやりたい人は、うつ伏せになって頭と首の境目あたりに乗せればいいですし、椅子に腰掛けてやりたい人は手のひらに乗せたタオルを当てればOKです。もし当てた位置が少しずれていたとしても、勝手に熱が必要なところに行って効果を得られるのが熱刺激のいいところです。

後頭部への熱刺激のポイント、盆の窪

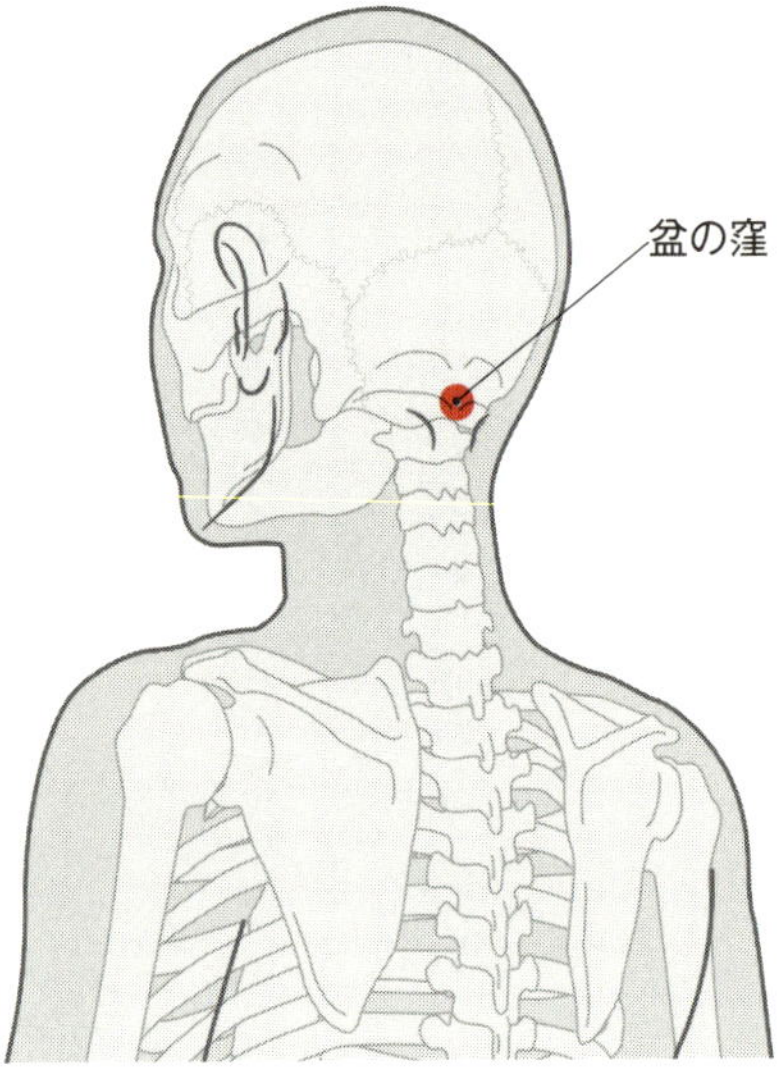

視力低下、花粉症、精神的イライラにも効果あり

猫背など、首に負荷のかかる姿勢を続けると首から後頭部にかけての筋肉が硬直し、血流や神経伝達に悪影響を及ぼしやすくなります。この影響を受けやすいのが目です。眼球のまわりには、目の微細な動きに対応するために薄くて細かい筋肉がたくさんついていて、さらに神経も多数張り巡らされているという構造です。

最近はスマートフォンやパソコン、テレビなど、目からの距離が一定で光を発するものを凝視する時間が圧倒的に増えたため、目はつねに過緊張状態に。目覚めてから眠るまで酷使され続けているので酸素や栄養素がたっぷり必要ですが、首や後頭部が硬直していると血行が悪くなるため不足しがちになります。だから目の機能が衰えて視力低下を起こす。ひいては白内障、緑内障などが生じやすくなるというわけです。

裸眼の人が激減したことからもわかるように、目は現代人にとって最も負担のかかり

やすい器官と言えるでしょう。後頭部への熱刺激は、首や後頭部の硬直を緩和して血流を回復します。これで酸素や栄養素が不足した状態から脱せられるのです。

後頭部への熱刺激には、ほかにもさまざまな症状を緩和する効果があります。

首から後頭部にかけての血流や神経伝達が悪くなった影響を強く受けた部位が、耳なら中耳炎、鼻なら蓄膿症《ちくのうしょう》や花粉症などに結びつきやすく、あごや歯茎なら歯にも影響するので歯の痛みを緩和するときにも有効です。歯に関しては、歯茎が毛細血管のかたまりのような部位ということもあって血流改善の即効性が高く、**痛みの緩和に取り入れている歯科医もあるほど高い効果が得られます**。

頭痛や精神的イライラにも効果はありますし、首の硬直が続いた影響が全身の筋肉のどこかに及び、それを受けた肩や腰の、こりや痛みに結びつくこともあるため、意外な症状にも効果が得られることもあるのです。

病気や不調は、どれかひとつだけに悩まされる人は少なく、複数の症状に悩む方が大多数だと思います。気になる部位の後に後頭部にも熱刺激をすると、自律神経が活性化され病気や不調も解消されやすくなるので、ぜひお試しください。慢性疲労の解消にも非常に効果的です。

体を強くするために熱刺激をしたい３つの部位

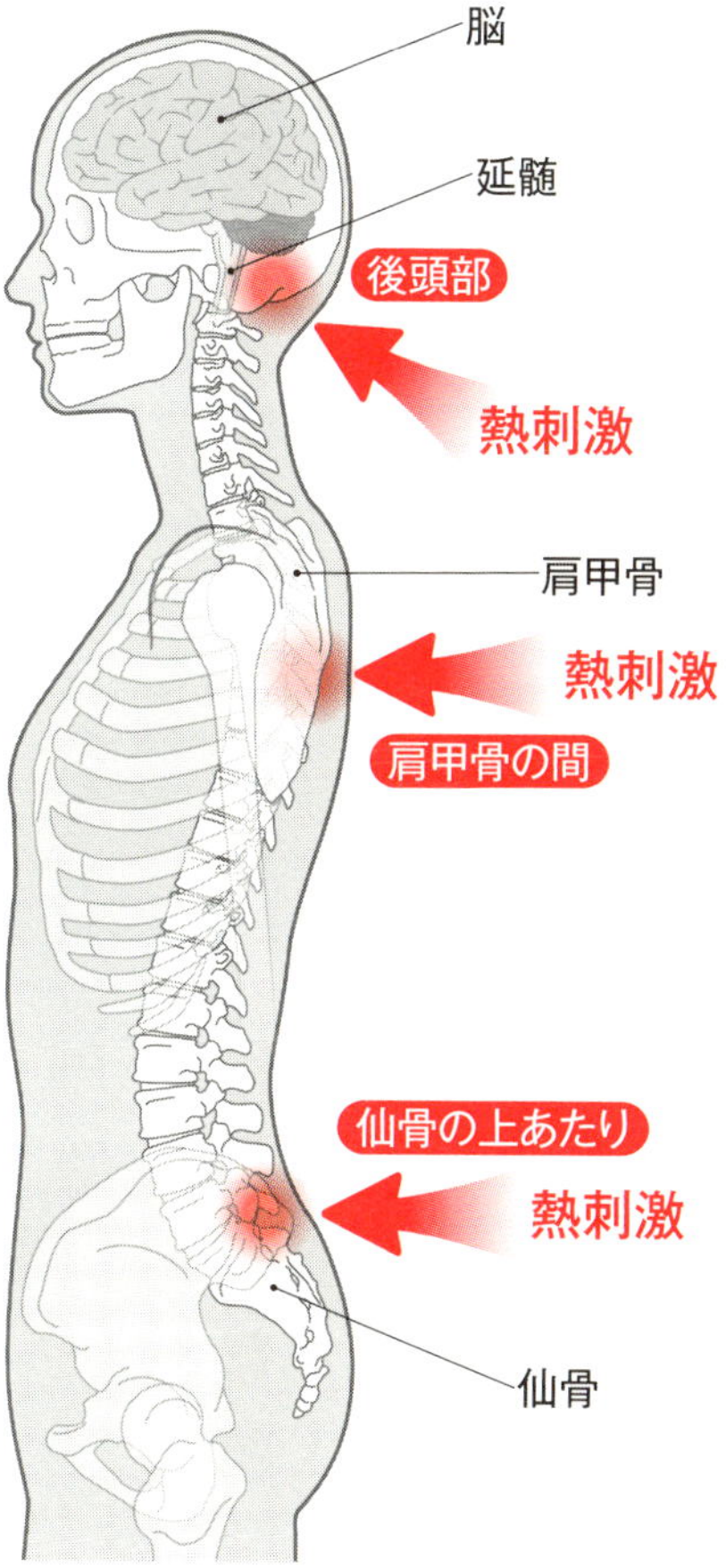

全身を変える熱刺激としておすすめしたい部位は、もう2か所あります。ひとつは肩甲骨のあいだ、そしてもうひとつが仙骨の上あたりです。どちらも脳から延髄、脊髄の神経の通り道にある重要なポイントですが、それぞれ役割が異なります。

呼吸をラクにする熱刺激で不調や疲れ知らずになる

まずは肩甲骨のあいだから、ご説明しましょう。

誰かが立っている姿を横から見てください。合わせ鏡で、ご自身の姿を見るのでも結構です。たぶん多くの方は肩が少し前に出ていると思います。デスクワークの多い方はこの傾向が強く、さらに猫背だったり、あごを突き出していたりしがちです。

こうなっている方は、まず肩甲骨が左右に引っ張られた影響で肩が前に出ます。すると肩甲骨のあいだにある菱形筋《りょうけいきん》などにテンションがかかりっ放しになって硬直し、血流が悪化。もちろん神経も影響を受けるため、神経伝達も悪化します。これが腕や肩、胸などの血流や神経伝達に影響し、さまざまな不調を呼び込みます。肩や首のこりはもちろん、腕がしびれる、肺のはたらきが悪くなるなど、おもに肺から上にある部位に症状を引き起こすのです。

体調不良の前兆として「背中がゾクゾクする」などと表現しますが、これはまさに肩甲骨のあいだに生じた血流悪化による熱不足を強く感じて言いあらわした言葉です。おそらく誰かをなぐさめたり安心させたりしたいときにも、ここをさすったことがあるでしょう。温かい手のひらで神経の集中したこの部位をさすることで、リラックスさせられるのが経験的にわかっているから、自然に手を当てたのだと思います。

この肩甲骨のあいだと関係が深いのが呼吸です。肺の機能をうながす神経は脊髄から出ていますし、脊髄を守る背骨には肺を囲む肋骨がついています。もちろん**背骨にも肋骨にもたくさんの筋肉が付着しているため、背骨や肋骨、神経に生じた不調は筋肉の動きを悪くしダイレクトに肺のはたらきに悪影響を及ぼします。**

私自身も冬の夜明け前などは目覚めてすぐ、ここを温めることがあります。すると温かい血液がパアッと広がり肺のあたりに染み渡ることを感じて呼吸がラクになり、元気になっていくのです。

よくせき込んだり、すぐにくしゃみが出たりする方、息をしっかり吸えないような感じがする方、あるいはデスクワークが続いて腕が疲れている方には特におすすめです。何度か試してみて気持ちよさを感じられるようでしたら、続けるうちに呼吸が深くラクになり、弱っていた体が強さを取り戻していきます。

腰や脚のさまざまな症状まで解消できる方法

最後の1か所が仙骨の上あたりです。いま一度、誰かが立っている姿を真横から見てください。骨盤がやや前傾することで腰が自然に反っているような、いわゆるよい姿勢の方は、あまり見かけないと思います。こちらも肩甲骨のあいだと同じように物理的に引っ張られやすい部位で、**腰が丸まって骨盤後傾になると上下左右に引っ張られるため、筋肉や神経に悪影響が及びがちです。**

骨盤が後傾すると
腰の筋肉や骨、血管や神経に悪影響が

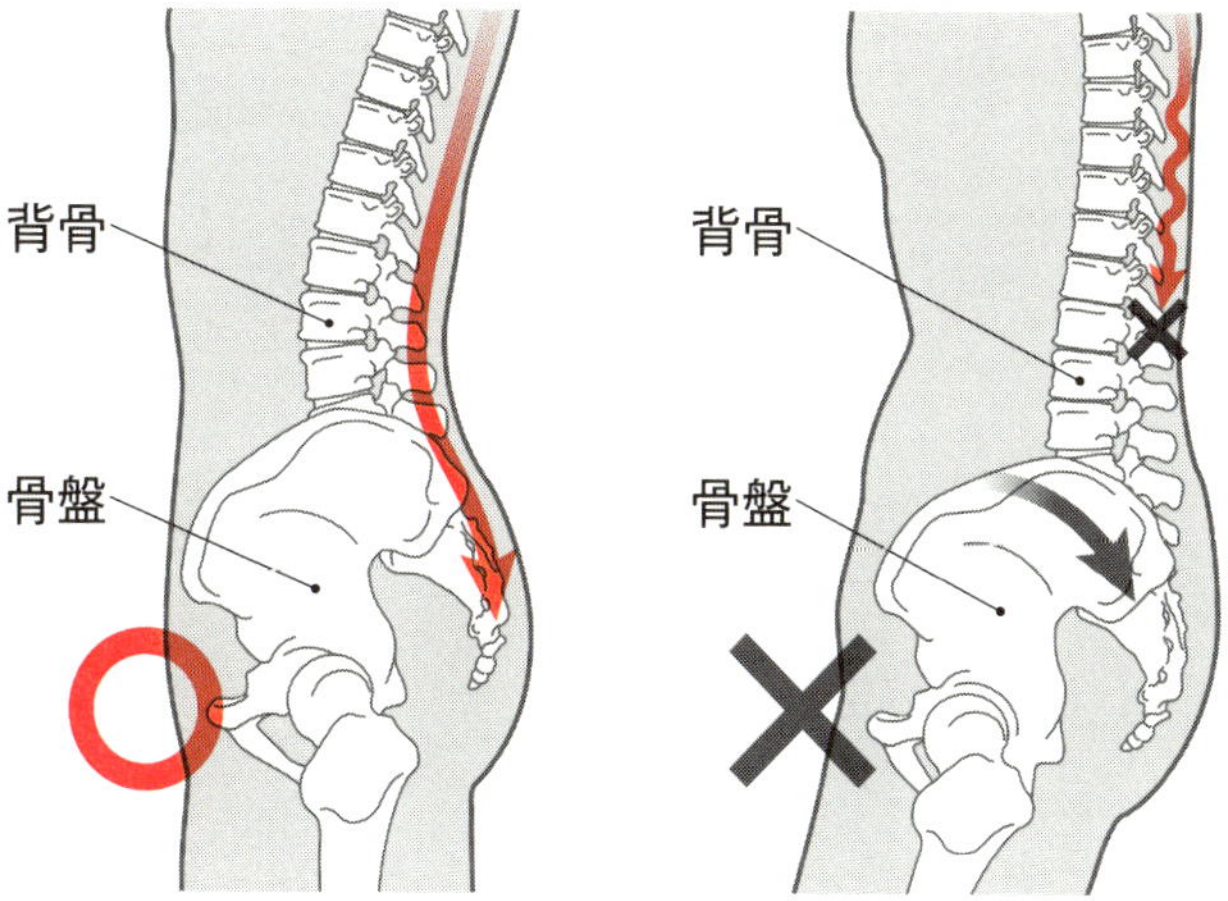

子宮などの臓器と骨盤まわりから下肢にかけての神経の通り道なので、そのあたりに不調を抱えている方はもちろん、当ててみて気持ちよかったら継続しましょう。婦人科系の症状が気になる方などは、すぐに効果を実感できるはず。**熱刺激をしたら、すぐに坐骨神経痛が消えたという例もあるくらいですから、腰や脚に気になる症状があったら、ぜひ試してみてください。**

後頭部や肩甲骨のあいだと同じように、腰にもさまざまな筋肉が付着しているため、どこかのバランスが少しくずれただけで、さまざまなところに痛みや不快症状を引き起こします。同じ部位に熱刺激を続けて症状が緩和されないようなら、別の部位を試してみるといいでしょう。いちばん気持ちよかった部位に続けるのが効果的です。

どこか1か所だけで結構です。たった5分、いちばん気になる箇所に熱したタオルを当てるだけで病気や不調が消えて、将来抱えるかもしれないトラブルを遠ざけるのですから、やらない手はないでしょう。

少しでも多くの方が、その効果を実感されることを願うばかりです。

首を揉んだり押したりしてはいけない

目や耳、口や鼻など重要な器官が集まった頭を支える首は、繊細な動きや長時間の姿勢維持が必要とされ負担のかかりやすい部位です。つい自分で強く揉んだり人に押してもらったりしがちですが、じつはそれは頭を支える筋肉のバランスをくずし、神経の伝達に異常をきたしかねない危険な行為です。

私が体を診るときも首は必ず触れて状態を確認しますが、あくまで体の情報を集めるために触れるだけ。押したり揉んだりすると、そのときは少し血流がよくなり発痛物質などが流れることがあるため気持ちいいかもしれません。でも効果は、ほんの一時的なものでしかない。ストレッチくらいならいいですが、強い圧をかけるような刺激だけは避けたほうが無難です。最小限の労力で患部を刺激できるのが熱刺激のいいところなので、こういう部位こそ熱刺激でこわばりをゆるめましょう。

5 のまとめ

- 熱刺激は自律神経のはたらきを改善する
- 後頭部への熱刺激は万能
- 肩甲骨のあいだに熱刺激をすると呼吸がラクに
- 腰や脚の症状が気になるなら仙骨の上に熱刺激を
- いちばん気持ちいい部位は効果も高い

こんな症状まで治った！
症状別 すごい熱刺激

これまでお話ししてきたように、痛みや不快感を解消したいなら、そこに直接、熱刺激をするだけ。頭でもお腹でも、肩や腰でもすばやく症状を緩和・解消できます。1回で効果が感じられない場合は、数回やってみると患部がゆるむことを実感できるでしょう。

病気や不調の予防にも有効です。何らかの理由で筋肉が緊張したり硬直したり、血流が悪化したりして熱不足になった部位は、放っておくと不調や病気に結びつくおそれがあります。うまく熱刺激をして顕在化していない痛みや不快感まで解消できれば、体が軽くなり心は晴れやかになるでしょう。

ここからは、熱刺激を実践して効果が確認された症状の、ごく一部を紹介していきます。熱刺激を継続して高い効果を得た人の声も交えているので、みなさんの悩み解消のお役に立てれば幸いです。

頭痛

頭痛の7割以上は「緊張性の頭痛」と呼ばれるものです。これは頭の筋肉が部分的に緊張することが原因で、血流が不足したり過剰になったりして生じます。その場合は痛みのある部位に熱刺激をすれば、緊張した筋肉はゆるみ血流が改善されるため痛みは引くでしょう。熱刺激をしてズキズキとした痛みが増すようなときは、炎症が生じている場合があります。どの症状にも共通して言えることですが、痛みが増すなら熱刺激は中止してください。尋常でない痛みに襲われたり、だんだん痛みがひどくなったりする場合は、危険な頭痛のおそれがあります。脳出血や脳腫瘍などが疑われるので、すぐに病院を受診してください。

腰痛

腰は、上半身と下半身両方の動きの影響を受ける部位です。それだけに、さまざまな原因で痛みが生じます。背骨や椎間板に原因がある場合もあれば筋肉や内臓疾患からくる場合もあり、食習慣や精神的ストレスにも深く関係しています。**驚いて腰を抜かすのは、「驚く」という強い精神的な刺激により、普段は姿勢を維持できている腰の筋肉から力が抜けたから**です。いずれにせよ痛みがあるときは、その部位への熱刺激が効果を発揮します。痛みを感じると、体は患部を守ろうとして周囲の筋肉を硬直させ痛みを増すため、硬直をゆるめれば痛みが緩和されるからです。続けるうちに熱刺激が患部に届き、痛みの元にも効いてきます。それと腰痛の場合、腰の筋肉がはたらくバランスがくずれることでわき腹にも力学的影響が及んで痛む箇所が発生します。ここに熱刺激をすると腰痛を軽減できます。

ひざの痛み

立つ、座る、歩くなど、生活の基本動作でつねに使われるのがひざ関節です。それだけに、痛むと体を動かすのが億劫《おっくう》になって筋肉や腱の動きを悪くし、歩くことすらままならなくなります。そうすると関節が固まったり変形したりしかねないため、負担のかからない範囲でしか動かせないことも。原因不明と診断される場合は、筋肉が硬くなって収縮し、骨との付着部分に負担がかかっていることが多いため、ひざのお皿まわりに熱刺激をしましょう。痛みはすぐに引きます。**軟骨やひざ関節に異常がある場合は、ひざ関節をはさむようにして持って熱刺激をしながら、ひざをゆっくり曲げ伸ばししましょう。**軟骨は血流が極端に少ないため時間はかかりますが、循環をよくしないかぎり痛みは増し、状態は悪化するばかり。軟骨のサプリメントなどを常用しても、ひざの軟骨にはまず届きません。熱刺激の継続をおすすめします。

坐骨神経痛

下肢を通る太い神経が、腰椎に圧迫されたり周囲の筋肉がこわばったりした影響によって、痛みやしびれを感じる症状と言われています。この場合は、痛みのある部位への熱刺激が有効です。特にお尻にある筋肉、梨状筋《りじょうきん》などのこわばりが原因なら熱刺激ですばやくゆるむため、痛みの解消に即効性が期待できます。

婦人科系の痛み

出産のときほど大きくはないものの、生理のときも骨盤がわずかに可動するのですが、激しい生理痛などに悩まされるとしたら、その動きが悪くなっていることが疑われます。特定の筋肉が硬直したことによる血行不良や自律神経の機能低下などが考えられるので、痛みのある部位への熱刺激が非常に効果的です。ほかに子宮への血流が低下しているケースもあるので、その場合は下腹部に熱刺激をしましょう。温まってくるにつれ、気持ちよさが広がります。

何をしても治らなかった20年来の腹痛が、1回で消えた

かれこれもう20年、月に1回の腹痛に悩まされていました。生理でもないのに毎月必ず痛むので、いろいろな薬を試しましたし何人もの医師の診察を受けたのですが、薬は効かないし医師の見解もまちまち。1か月に数日のことなので、なんとか我慢していました。ところが歳を重ねるごとに痛みは薄れるどころか増すばかり。激しい痛みに襲われない月がないのが本当に苦しくて、それがだんだん恐怖に変わっていきました。**医師に相談すると「もう、切るしかない」と言われ……。そんなときに熱刺激を勧められて試したところ、なんと1回で痛みが消えたのです。**私の場合、骨盤の左側だけ硬く熱不足に陥っていたことで左右のバランスがくずれたのが原因だと言われましたが、とにかく痛みの苦しさを味わわなくて済むようになったのがうれしくて。

それからは会う人会う人に熱刺激を勧めています。

（55歳　女性　会社員）

打ち身・ねんざ

出血をともなう外傷に比べると軽視されがちですが、じつはのちのち思わぬときに痛みが生じることもある気をつけたい症状です。どちらも体の中では出血しています。受傷後に青黒くなるのは内出血した血液が固まったからで、いわば「死んだ血液が貼りついている」状態です。打ち身なら、見えるのは打った部分の皮膚表面にあらわれる内出血だけですが、実際は打ったときの衝撃が内部に浸透し、奥のほうの筋肉が断裂して出血している場合が多々あります。ねんざも出血が確認できないことが多いですが、程度の差はあれ靭帯が断裂しているので部分的な出血があると思ってください。

こうした内部での出血が固まったまま過ごしていると、体内に残り続ける場合があり、損傷が完治しません。**靭帯が切れたまま放置すると、細かい靭帯なら消えることすらあります。**同様に筋肉に傷跡が残ることも。たとえば切り傷は、切れている範囲が広ければ縫合します。ですが打ち身やねんざだと、適切な治療をしないかぎり切れたり裂けたりした跡がきれいに完治せず残りがちです。こうなると動いたときに、そこが動かしにくかったり痛みを生じたりしやすくなります。打ち身や軽いねんざなら受傷後すぐ、ひどいねんざなら整復した翌日から熱刺激を始めて構いません。翌日以降、うずくような痛みがあるときは体内が活性化して血流も上がっているので、体内の傷の修復が進んでいるタイミングです。**痛むリズムに合わせて熱刺激をすると、痛みが緩和されるだけでなく治りも早くなります。**

完治に1か月以上かかると言われたねんざが数日で完治

久しぶりにハイヒールを履いて外出した帰りに、やってしまいました。足首をグキッと。直後は恥ずかしさから痛みを感じなかったのですが、帰宅したころには足首が倍くらいに腫れるほどでした。とりあえず半日冷やして湿布を貼っていたら、なんとか腫れは引きました。「ねんざにも熱刺激がいい」と聞いていたので試してみたところ、1回目は温かさを感じず。もう一度やってみたら、少し足首の硬さがゆるむような感じがしました。朝晩、続けてみたところ、翌日には赤黒く内出血したような感じに。気持ち悪い見た目に少しひるみましたが、**何しろ気持ちいいので続けたら内出血が少しずつ薄れ、1週間経たずに消えました**。足が軽くなったような感じがし、それから数日続けたら痛みをほぼ感じないほどに回復。歩けなくなる不便さから最短で脱出できて本当によかったです。

（33歳　女性　会社員）

ガン

国立がん研究センターによると、2014年時点でガンにかかっている方は約88万人、亡くなった方は年間約37万人と推定されており、その総数は増え続けています。ガン細胞の芽は毎日、体のどこかで5000個程度できると言われていますが、免疫細胞などの活躍によって多くは消えるもの。このはたらきが何らかの理由で鈍って芽の段階で摘めないと、ガンになるのです。ガンのしくみや予防法は完全には解明されていませんが、ガン細胞は42・5℃で死滅すると言われ、ガン患者の多くはリンパや血液の流れが悪く体温は低めということを考えると、熱に強くないのは確かです。正常な細胞と違い、ガン細胞は酸素や栄養素の消費量が多いため、周囲の細胞は酸素不足や栄養不足に陥りやすいとも言えるでしょう。

熱刺激をする部位は、胃ガンならみぞおちの下あたり、大腸ガンなら下腹部の患部のある位置です。病巣があると診断されたあたりに当てましょう。

5年後の生存率が5％以下とも言われる膵臓ガンが3か月で消えた

60歳をすぎるまで大病を患うことなく暮らしていたのですが、友人の勧めで市の健康診断を受けたところ、結果は再検査。すぐに専門医を受診したら膵臓《すいぞう》ガンと診断されました。これまで何も異常がなかっただけにパニックに陥り「何かの間違いでは」と、日を改めて検査を受けることに。すると何度検査しても「膵臓ガンで間違いない」とのこと。「膵臓ガンは見つかった時点で99％治らない」と聞いていたので、目の前が真っ暗になりました。「とにかく治さないと」と思ったものの高額なガン治療をする金銭的余裕などなく、もう藁《わら》にもすがるような思いで熱刺激を始めました。**最初は背中側の膵臓のあるあたりに1日3回、朝昼晩8時間おきにやっていたのですが、**

どうにかして効果を高められないかと思い、お腹側にも熱いタオルを当てるように。横向きに寝て、ガンを挟み撃つイメージで一心不乱に続けました。加えて食事の改善がガンに効くと聞いたので、食事の内容も見直しました。

すると3か月後には、何回検査しても「ガンが見つからない」とのこと。あまりに非現実的なことが起きたので、医師も「なぜ消えたのか……」と首をひねっていました。**すがるものが何もなかったから、逆に熱刺激で治すことに集中できたことがよかったのかもしれません。**

（65歳　女性　無職）

ガンで余命半年と言われたが、もう2年。ますます元気になってきた

人間ドックで胃ガンと診断されたので、すぐにガン治療で有名な国立病院に駆け込んで手術を受けました。胃ガンは無事に摘出できたのですが、膵臓に癒着していたとのこと。そのときは何もなかったのですが、術後しばらくして腹痛が続いたため受診すると「膵臓ガンが進行していて余命半年」と言い渡されました。膵臓ガンと言えば、

スティーブ・ジョブズが早々に亡くなったことが記憶に新しかったので、すっかり力を失いました。腹痛については「原因不明で手の施しようがない」と言われ、余命宣告と激しい痛みのダブルショックで身辺整理を始めたことを覚えています。西洋医学で原因不明なら、ということで35年ぶりに井本整体に伺ったら熱刺激を指導されました。すると、ずっと続いていた腹痛がたった1回で消えたのです。なんだか気分まですっきりして体が軽くなりました。

それからどんどん体調がよくなり、しばらくぶりに国立病院を受診すると「ずいぶん小さくなりましたね」と言われるほどに。井本先生に報告すると「ガンにかぎらず、**検査したら誰もが何かしら異常は見つかるもの。それと闘うために体内が活性化していることもあるのです」と言われ、心に引っかかっていた「ガンがまだある」という思いも消え元気になりました。**もう2年経ちますが、最近ますます快調です。

（69歳　男性　会社経営）

手術が必要と言われた喉頭《こうとう》ガンが、きれいに消えた

熱刺激の存在は知っており、どうしてもお腹が痛いときや目が疲れて頭が痛いくらいのときには活用していました。痛みや不快感が消えて疲労感もすぐに抜けるし、何よりもやっていると気持ちいいからです。まあ、ちょっとした症状のときにやるものという程度の認識でした。あるときからのどに違和感を覚えるようになり、忙しさにかまけてずっと放っておいたのですが、あまりに腫れがひどくなったので病院に。喉頭ガンとのことでした。

「すぐに手術を」と言われて途方に暮れていたところ、熱刺激がガンにも効いたという話を思い出し、それから朝晩2回必ず熱刺激をしました。すると数日で、まず腫れている部分が赤くなってきました。「悪化しているのでは」と少し不安になりましたが、ガンは熱に弱いと聞いていたので、構わず続けることに。すると**腫れていた部分が裂けて、どんどん膿《うみ》が出るように。こんなに出て大丈夫かと思いつつも、悪いものが体から大量に出ている感覚があったことを覚えています。**

さらに続けると腫れが引いて、裂けた皮膚も剥がれてきれいな状態に。病院に行く

と、ガンが消えているとのことでした。あまりの効果に驚きです。

（53歳　女性　主婦）

アトピー性皮膚炎

よく口にする食べものや身のまわりにあるものが、おもなアレルゲンとなって皮膚に湿疹やかゆみを生じさせ、ひどくなると日常生活すらままならなくなるアトピー性皮膚炎。生まれつきの体質で幼少期に発症するタイプと、思春期をすぎてから発症するタイプとがありますが、どちらにしても患う人は年々増えています。病院を受診すると、炎症やかゆみを抑える薬を処方されるケースが多いでしょう。熱刺激をするのは、まず症状の出ている部位です。温めるとかゆみが増すと思われがちですが、実際にはかゆみが緩和されて安心感が得られ、気持ちよさが広がります。朝晩やったほうが症状は好転しやすくなりますし、かゆみも抑えられます。膿が出ているなら全部出しきるつもりでやると体の中からきれいになり、体に不要な膿を体内で分解し処理することで臓器にかかる負担も減るのでおすすめです。アトピー性皮膚炎の場合、体液の巡りが悪くなって皮膚が乾燥したり硬化したりしているため、汗も出にくい状態に。かゆいのは体液が滞っているからで、掻くことで体液を流しています。

温度も感じにくくなっているので、手で持っていられないほど熱いタオルでも患部に当てたら何も感じない場合があります。あくまで患部でどう感じるかを基準に温度を設定してください。それと**入浴などで汗をかく習慣をつけたほうが、さらに根治に近づけます。**

大人になってから出たアトピー性皮膚炎のかゆみが消えた

20代に入ってから小さな皮膚炎が出始め、最初は季節の変わり目に少し悪化する程度でした。それが40代になってから始めた新しい仕事のストレスもあり、皮膚炎の範囲が広がってひどい状態に。しだいに皮膚がカチカチになり、その下でうずくようなかゆみに襲われるようになりました。そこでいちばんかゆいところに熱刺激を試したら、ずいぶんラクになったことをよく覚えています。毎日繰り返すうちに硬くなっていた皮膚が割れて、ドロっとしたリンパ液が出るように。その年は7月から9月までリンパ液がよく出て、翌年にはさらに症状が激しくなったものの出たのは8月と9月だけに。3年目も同様でしたが、4年目にはついにかゆみが出なくなりました。

（44歳　女性　会社員）

理性が飛ぶほどのかゆみから解放された！

ステロイドをやめた反動か、かつてない激しさでかゆみが襲ってくるようになり、顔、首、手、脚が常時赤く腫れ上がって、ところどころ出血していました。温めるとかゆみが増し冷やすと少し落ち着くため、冷たいタオルを当てていたのですが、理性が飛ぶほどのかゆみがくると壁に頭を打ちつけ七転八倒するように。熱刺激を勧められたものの「温めるなんてもってのほか」と思っていたので数か月は無視していました。あるとき頭がおかしくなりそうなかゆみに襲われた後で、ふと熱刺激のことを思い出し、熱湯にタオルを浸して顔に当ててみたところ周囲の「音」が耳に入るように。そのとき初めて、発作のように襲い来るかゆみによって何も考えられないだけでなく、音すら聞こえなくなっていたことに気づけました。その後、後頭部への熱刺激が体質改善に効くと聞いたので併用したら、体の各所から黄色い膿が出るようになり症状が治まってきました。それからは、かゆみに襲われても「熱刺激をすれば必ず治まる」という絶対的な安心感の効果もあり元気に仕事ができるように。何よりも、心配してくれた家族や友人に安心してもらえたことがうれしく、本当に感謝しています。

（37歳　男性　会社員）

尿路結石

腎臓、尿管、膀胱《ぼうこう》にできた数ミリから数センチの結石が、排尿を困難にする症状です。石が尿管を通過するときに尖った部分が傷をつけるため痛みを生じ、石が尿管を塞ぐと声も出せずに失神する方もいるほどの激痛に襲われます。シュウ酸カルシウムなどが結晶化したものなので、それが大きくなる前に尿とともに排出できるよう、こまめな水分補給を指導されたり、血流をよくして尿管の蠕動《ぜんどう》運動を促すために運動を勧められたりします。痛むときは、痛みのある部位に熱刺激をすると、そこの硬直がゆるんで痛みが緩和されます。また、泌尿器の機能を高めると石が出やすくなるので、泌尿器への神経が出ている仙骨の上あたりへの熱刺激も効果的です。

再発した結石が、たった３日でスルッと出た！

十数年前にデスクワーク中心の職種になって数か月経ったころの話です。尿の出が悪くなり少し痛みを感じる日が続いて気になっていたのですが、ある日外出先で腰に鋭い痛みが……。片時もジッとしていることができず、腰を押さえながらかすれ声で「イタタタ」とつぶやいていたら、ほどなく吐き気が。それでもなんとか自力で救急の診療所にたどり着くと、尿路結石とのこと。痛み止めの薬で痛みを乗りきり、後日、体外衝撃波結石破砕術を受けました。手術は成功し砕けた石はだいたい出たのですが、今年に入って再発の兆しが。痛みには熱刺激が効くと聞いたので試してみたら、初日は背中に感じていた痛みがやわらぎ、２日目にはわき腹に痛む位置が移動し、その翌朝には痛みが消えたのです。痛む位置に１日１回熱刺激をしただけなので、なんだか拍子抜けしました。

（42歳　男性　会社員）

高血圧

身長や体重に個人差があるように血圧にも個人差があり、基準値を上回っていたら必ず下げないといけないというものでもありません。体の大きい人は心臓から強い圧力で血液を押し出さないと全身に届かないため高めですし、私のように還暦をとうにすぎて上が２０９と高めでも、３６５日20時間ほど働ける例もあります。動脈硬化による高血圧を放置して亡くなる方がいる一方で、薬で血圧を下げたことで体が活力を失い亡くなった方の例もあるので、血圧をコントロールするなら長年体を診てくれている信頼できる主治医の指導に従うべきです。危ないのは薬を飲んでも血圧が下がらず、ふらふらしたり頭痛があったりするときです。ほかの薬も併用している場合は対処が難しいのですが、肩甲骨のあいだ、それも下のほうに熱刺激をしてください。その場でスッと血圧は下がります。

動脈硬化

読んで字のごとく血管が硬くなる症状です。脳の動脈が硬くなって破裂すると脳卒中、心臓なら心疾患と、生命維持に重要な機能を果たす臓器に生じた動脈硬化を放っておくと死亡リスクが高まります。心疾患が疑われるなら胸に、脳梗塞が疑われるなら後頭部に熱刺激をしましょう。動脈硬化は予防が肝要ですが、血管の状態はなかなかつかめないものです。わかりやすい原因のひとつに、摂取カロリーが過剰で消費カロリーが少ないと、血管の内壁に脂肪がついて硬くなる、というものがあります。ほかには、血糖値が高い状態が続くと血管の内壁が傷ついて変形したり破れやすくなったりするので、食事のコントロールをするか軽い運動で消費するかを勧められるでしょう。体温が上がり発汗しやすい状態をつくると、血流も上がって血管もゆるみやすいので、発汗をコントロールする自律神経と関係が深い後頭部や、体温調節と関係の深い肩甲骨のあいだに熱刺激をするといいでしょう。動脈硬化のような慢性症状には、熱刺激の継続が効果を生みます。

帯状疱疹

首や頭、肩や腰から背中、わき腹などにかけて赤い発疹ができて針を刺すような鋭い痛みが生じ、治る過程で大量の膿が出る症状です。神経節に潜んでいたウイルスが、免疫力が下がることで活性化して発症します。

膿は、ウイルスなどと白血球が闘った残骸なので、患部を冷やして体液の流れを抑えたり薬で止めたりすると、それを処理する臓器の負担が増します。寝返りもできないほど痛いため**「熱刺激をしたらもっと痛むのでは」と思われがちですが、実際は逆で痛みが緩和されます。同時に膿を排出できるので、体の中からすっきりしてきれいに治っていくでしょう。**特に首から上に症状が出た場合は、薬で症状を急激に止めたことで亡くなった方が大勢います。体内の毒素は出しきりましょう。そうすれば神経痛などの後遺症もあらわれません。

薬を飲んでもなかなか消えなかった帯状疱疹の痛みが、すぐに解消

80歳でリウマチになり、それからしばらくすると右肩、首、頭に帯状疱疹が出ました。最初は狭い範囲に発疹が出て少しかゆかっただけなのに、数日後には発疹の範囲が広がって鋭い痛みに襲われるように。わずか数日で悪化したことで恐ろしくなり、病院を受診して処方された薬を飲んでいたのですが、なかなか治らず、夜は眠れないし、痛みで少しも動けない状態が続きました。痛む部位に熱刺激を勧められたものの、

膿が出ていて痛い部分に熱したタオルを当てるのは勇気が要ります。でも思いきって、着ているものがこすれて痛む肩に熱刺激をしました。すると痛いどころか、なんとも言えない気持ちよさが広がり、その後なぜか脚や手、皮膚全般の刺すような痛みまでラクになっていったのです。**熱刺激をしたところとしなかったところでは、したところのほうがきれいに治りました。**

（83歳　女性　無職）

膀胱炎

膀胱で細菌が繁殖することで炎症を起こして排尿時にかゆみや痛みが生じ、尿が濁ったり血尿が出たりする症状です。普段なら感染しないような細菌に、体力が落ちた状態の高齢者や、ストレスや疲労で抵抗力が落ちた状態の女性が感染して発症することが多いようです。基本的には痛みのある部位、特に下腹部への熱刺激が有効です。

２か月おきに必ず訪れる膀胱炎が消えた

普段からほとんど運動する機会がなく、仕事もデスクワーク中心でパソコンの前に終日へばりつく生活。熱刺激は、眼精疲労で目が痛むときや肩こりがあまりにひどく息苦しくなったときなどにしていました。数年前から２か月おきに膀胱炎になっていたのですが、なんとか我慢できる程度だったので何もせず。あるとき下腹部よりも膣のあたりにかゆいような痛みを感じたので、ものは試しと膣に直接熱刺激をしたら症状が改善しました。これまでのつらさがウソのように、２～３日で痛みもかゆみもなくなったのです。これと関係があるかはわかりませんが、１年間続いていたのどのイガイガも、膿栓が取れると同時に消えました。

（40歳　女性　会社員）

風邪

体のしくみからひも解いていくと、普段は感染しないようなウイルスなどに感染した際に、不具合の原因を自力で一掃し、引く前より健康になるための「反応」ということになります。体温を上げることで免疫力を高め、血流を上げることで血管や筋肉、神経の状態を改善します。たとえて言うなら「体内の大掃除」で、普段の掃除では落ちない汚れや溜まったゴミを一掃するように、体内を一気にきれいにするのです。

「発熱が長引くから嫌」「せきや下痢がつらい」などと思うかもしれませんが、症状が重くなるのには理由があります。高熱が出るのは体内の不具合を解消するのにそれだけの熱が必要ということですし、せきやくしゃみが続くのは動きが悪くなり機能が低下した肺やそのまわりの筋肉をゆるめるためのものなのです。関節の痛みは疲労が蓄積してこわばった関節や筋肉のはたらきを取り戻すため、下痢は体内に抱えている不要物を排出し胃腸の状態を改善するための反応です。風邪薬のパッケージには「症状の緩和」とは書いてありますが「治す」とは書いてありません。こうした症状があらわれるのは、体の状態をよくするために必要なことが起きているからです。**頑固な汚れを落とすのに時間と体力が必要なように、体内の不具合を改善するのにも時間と体力が必要。症状を止めると体の修復も止まるため不快感が残りますが、熱をうまく経過させると免疫力が増して体は強くなります。**症状がつらければ、それぞれの部位に熱刺激をすればラクに経過できるでしょう。

つらい風邪の症状を、すばやく解消できた

何度計っても38・5℃になる発熱が半日続いて、眠れないほど苦しかったときに3回連続で後頭部に熱刺激をしたら、38・7℃まで体温が上昇。上がるとすぐに眠くなり、夕方まで寝たら汗が大量に出て37℃台に下がってだいぶ体がラクになりました。ひどいせきには、胸への熱刺激を繰り返すと症状が緩和するとき、のどに当てると効くとき、みぞおちに乗せると効くときがあり、それからは当てていちばん気持ちいい部位にするようにしています。

（39歳　女性　主婦）

視力低下・老眼

ごく簡単に申し上げると、目についている細かい筋肉の伸び縮みがうまくいかなくなることで起きるのが視力低下です。遠くや近くにあるものをはっきり見るためには、水晶体と呼ばれる

レンズのような役割を担う部分を伸び縮みさせる毛様体のはたらきが必要。ですが目のまわりの血流が悪化していたら眼球やそのまわりの筋肉がやせ細ってはたらきが鈍りますし、遠くや近くのものにまんべんなく焦点を合わせて見る習慣がないと、毛様体が動ける範囲が狭まり、はっきり見えない距離が増えます。これが縮んだ状態で固定されたら近視、伸びた状態で固定されたら遠視、あるいは老眼になります。さらに水晶体が濁ってくるのが白内障です。

熱刺激をするだけでも効果はありますが、**熱したタオルをまぶたに当てたまま眼球をストレッチするように動かすと、さらに効果は高まります。**

子どものころから悩まされたひどい乱視が解消し、視界がクリアに

右目の視力が0・1、左目が0・7だったので、裸眼だと何を見てもボケるため幼少期から右のレンズだけ分厚い眼鏡が手放せませんでした。その生活に何の疑問も抱かず50代にさしかかったころ、目への熱刺激を勧められました。熱刺激は気持ちいいけれど歳も歳だし視力については半信半疑で朝晩続け、いつもどおり眼鏡をかけて生活していたら「眼鏡に依存していると回復するはずの視力も回復しない。眼鏡をかけないように」と言われてびっくり。眼鏡をはずすと**1メートル先もはっきり見えない**ため、怖かったことを覚えています。それでも言われたことを信じ、目を閉じてまぶたに熱したタオルを乗せることを数か月繰り返しました。すると、**ある日眼鏡をかけずに外出できていることに気づき、本当に驚きました。**タオルを当てているあいだ、眼球を大きく上下左右に動かしたりグルグル回したり、焦点を近くや遠くに合わせたりしようとしたのですが、これが効果的だったように思います。

（55歳　男性　団体職員）

白内障の手術を回避でき視力も回復し始めた！

75歳の誕生日を前に自動車運転免許の更新手続きに行ったところ、視力検査の結果が0・6ということで、初めて不合格になりました。仕方がないから眼鏡をつくるために眼科に行ったら、こんどは「すでに白内障になりかけている」と診断されるショックな展開に。白内障は手術で治ることは知っていましたが、切ることにどうしても抵抗があり、熱刺激が目の症状に効くことは知っていたので3か月朝晩毎日続けました。3~5回熱刺激をするあいだ、親指で眼窩《がんか》を持ち上げたり目をよく動かしたりするのを繰り返したところ、白内障の兆候がきれいに消えて運転免許の視力検査も問題なくクリア。それから3年間、**熱刺激を毎日続けたら78歳の誕生日には0・9まで視力が回復しました。**

（78歳　男性　自営業）

肩こり

肩関節自体に異常が生じている場合を除けば、多くの肩こりで肩や首の特定部位に生じた血行不良の部位が見つかります。これは血流が不足することによる「虚血性の痛み」と呼ばれるものです。

この血行不良の多くは体の深部にある筋肉に生じます。たとえば肩甲骨のあいだであれば、皮膚に近い部位に位置する厚みのある筋肉、僧帽筋《そうぼうきん》よりも、その下にある薄い菱形筋《りょうけいきん》に血行不良の原因が生じがちです。さらに同じ筋肉でも表層の場合も奥の場合もあるため的確に刺激するのは困難で、押したり揉んだりしてもかえって硬直するため解消しにくいのです。慢性のひどいこりの場合、筋肉を覆う筋膜の異常も考えられるでしょう。

筋膜は、温めると伸びやすくなります。血流不足でカチカチに固まって干からびたような状態の筋膜のシワに温かい血液が流れ込むことで、うるおいを取り戻しやわらかくなる、と考えるとわかりやすいでしょう。これをピンポイントで行えるのが熱刺激です。手技だと熟練の技術が必要ですが、**熱刺激ならこりや痛みのあるあたりに当てるだけでＯＫ。さらに筋肉の繊維に合わせてストレッチをすると効果的です。**動かさなくなればなるほど悪化しやすいので、まめに動かすことを心がけましょう。頑固なこりの解消に、おおいに役立ちます。

肩こりは、根本原因が肩にないことが多い症状です。その場合、まず熱刺激で痛みやこりを解消すると別の気になる症状があらわれます。それが肩こりの根本原因に関係していることがあるので、対処するうちに肩こりのない人生を取り戻せるでしょう。

不眠

不眠の多くは、神経が高ぶっているか体が偏って疲れていることが原因です。「24時には寝ないと明日の仕事に影響する」など、自分が決めた時間に眠れないことがプレッシャーとなり「眠ろう、眠ろう」と考えるほど眠れなくなることもあります。日中ほとんど体を動かさず頭だけ使っているような生活をしているなら、頭は睡眠を欲しているのに体は元気というパターンも考えられるでしょう。体が元気なら日中に動かすのがベストですが、そうでないなら胸のあたりに熱刺激をすると呼吸が深くなるため、眠りにつきやすくなります。

長年苦しんだ不眠が解消され、そのほかの不調まで消えた

アパレル関係でずっと立ち仕事を続けてきたのですが、定年後は家でゴロゴロする生活に。妻がよく世話をしてくれることもあり、座椅子からほとんど動かない日々を過ごしていました。定年から数年経ち、夜になっても眠れなくなったことがつらくて睡眠導入剤の服用を始めたのですが、ちょうどそのころから耳鳴りもするように。耳鼻科に通ったものの耳鼻咽喉に異常は見られず「顎関節に問題があるのでは」という

ことで歯科医を紹介されました。口腔内の診察でも異常が見られなかったのですが「その症状ならみぞおちか肩甲骨のあいだへの熱刺激が効くでしょう」と歯科医に言われたのでさっそく試してみたところ、これが本当に気持ちいい。毎日欠かさずやりました。その3週間後には、ときおり感じていた妙な緊張がなくなり、薬を飲まなくても眠れるように。同時に耳鳴りも気にならなくなってきました。

（70歳　男性　無職）

冷え性

手足の先やお腹が冷える以外にも、頭が冷えたりすることがあります。のぼせる部分と冷える部分が生じるパターンもありますし、体の状態が悪化していると冷えを感じないけれど冷えている、ということも。どれも血流の悪化や自律神経のバランスが悪くなっていることが原因なので、冷える部位の後に後頭部への熱刺激を試してみましょう。全身の血流に関係する心臓のはたらきを高めるために、肩甲骨のあいだに熱刺激をするのも有効です。手足の先がひどく冷えて痛いくらいなら、バケツなどにお湯を張って、ひじから先やくるぶしの下半分までを浸し、赤みがさすまで5〜6分続けましょう。お湯が冷めたら熱い差し湯を。末端の毛細血管まで巡りがよくなり、痛みや冷えを気持ちよく解消できます。

慢性疲労

疲れやすい状態は、さまざまな原因から生じます。肝臓や腎臓といった臓器の異常や代謝の異常などが考えられますが、眼精疲労や体のこわばりから疲労感が強まる場合もあります。私が体を診るときに感じるのが、背骨に触れたときの硬さです。硬くなっているときは、そのまわりの組織が硬直しており、中にある脊髄の状態も悪化しています。そうすると全身の血流や神経伝達にも悪影響を及ぼすのです。この場合は呼吸と関係の深い部位への神経や血管の集中した肩甲骨のあいだに熱刺激をしてみましょう。呼吸は自律神経のはたらきに関与しており、浅くて短い呼吸を繰り返していると副交感神経のはたらきが低下しがちです。肩甲骨のあいだあたりの椎骨《ついこつ》に熱刺激をすると、こわばりがゆるんで呼吸が深くなり、同時に副交感神経のはたらきを取り戻せるため、疲労感が抜けやすくなります。

花粉症

春を中心とした季節の変わり目に、くしゃみや鼻水、涙が多量に出て、目のかゆみや頭痛で何も手につかないほどになる方も多い花粉症。杉などの花粉によって生じた過剰なアレルギー反応が原因とされています。症状がひどい場合は、くしゃみなら肋骨あたり、鼻水なら首から後頭部にかけて熱刺激を行うと、それぞれの部位の硬直がゆるんで症状もラクになります。予防や体質改善をしたいなら、**仙骨の上あたり、肩甲骨のあいだ、後頭部のうち、いちばん気持ちいいところに行うのが効果的です。**この3か所のうち、どこかがこわばっていると季節の変わり目の温度や湿度の変化に体が対応できなくなり、症状が激しくなりやすいのです。

便秘・下痢

原因はいろいろ考えられますが、基本的には腸のはたらきが低下したことで起きる症状です。腸の蠕動運動が鈍って便が滞れば便秘、腸が栄養素や水分を吸収する役割を果たさず素通りする感じになれば下痢になります。どちらも下腹部への熱刺激が有効で、便秘なら下腹部の左側を中心に当てれば腸のはたらきが回復し始めて便が出るようになってきます。下痢は、基本的には我慢しようとせず出したほうがすっきりします。どうしても症状がつらいときなどは、痛みのある部位を中心に熱刺激をしてみましょう。温かさが広がり、痛みや不快感が緩和されてスムーズに排泄できます。

せき・ぜんそく

せきは自律神経にコントロールされており、肋骨やその周辺に付着する筋肉が硬くなることで呼吸がしにくかったり、肺や気管から出したいものがあったりするときに出ます。ひどいときは胸に熱刺激をすると、肺や気管支といった呼吸器がゆるむため呼吸がしやすくなってラクになります。

更年期障害

女性に多く発症すると言われ、ホルモンバランスの変化によって自律神経のはたらきに異常をきたして、動悸やほてり、頭痛や腹痛などさまざまな症状を引き起こします。**自律神経のバランスを整えるなら、後頭部への熱刺激が最適です。**繰り返すうちに自律神経のアンバランスが原因で生じた症状は緩和・解消されていきます。

肌荒れ

空気の乾燥や皮脂の過剰分泌、汚れなどが原因と考える方も多いようですが、それはあくまできっかけです。**体内の状態がよくないから、普段なら耐えられる程度の刺激にも耐えられず荒れてしまう**のです。体内が活性化され、皮膚に新鮮な血液が行き渡って栄養素や酸素が充分に供給されていれば問題は生じません。特に臓器のはたらきが弱っていると血流量も血液の質も低下するため、回復が間に合わなくなりがちですが、患部に熱刺激をすると症状は緩和されます。皮脂や常在菌を根こそぎ奪うような強力な界面活性剤を使った食器用洗剤も多く、その刺激で回復が間に合わなくなって肌が荒れるケースもあるようなので、思い当たる方は洗剤を見直したり手を洗う頻度を少し落としたりするだけでもいいでしょう。

手の皮膚が裂けてどうしようもない状態だったのが、きれいに治った

もともと冬場は肌が乾燥しがちでしたが、ファミレスのアルバイトを始めてから手荒れがひどくなり皮膚が裂けて出血するように。保湿用のハンドクリームをたっぷり塗っても薬を塗ってもどうにもならなくて困っていました。帰宅してから手に熱刺激を繰り返すようにしたところ、数日後には硬くなっていた皮膚が少しやわらかくなる感じがして痛みもやわらぐように。続けるうちに、ひび割れて出血した部分が全体にしっとりした感じになり、それ以上裂けたり出血したりしなくなっていきました。せっせと薬を塗っていたのはなんだったのか、と思うほどの劇的な変化に驚きました。

（45歳　女性　アルバイト）

出産後の体調不良

出産は言うまでもなく女性の体にとって最も大きな出来事で、特に出産時に骨盤が開いてから戻る時期の過ごし方が産後の体調に大きく影響します。骨盤は左右交互に8時間ごとに戻っていきますが、このとき体に過度の刺激が加わると正しい位置に戻らず固定されてしまいます。一般の人が見てもわからない、わずか数ミリの差だとしても、呼吸をするたび歩くたびに少しずつ体のバランスを変えることがあるため、それが積み重なって後々さまざまな症状を引き起こします。婦人科系の痛みや腹痛のように出産と結びつきやすい症状もあれば、**産後何年も経ってから頭痛や腰痛がひどくなったり、皮膚や顔の表情に異常が生じたりすることもあるため、やっかいです。**体温を測って左右に差があれば、体温が低いほうの動きやはたらきが悪いので、そちらに熱刺激をしましょう。痛みや不快感のある部位を特定できるなら、そこへの熱刺激が効果的です。乳腺炎の場合は、直接乳房の痛む部位に当てるのもいいでしょう。ある助産院では、その即効性と効果の高さから熱刺激を取り入れて数十年になります。

産後の乳房の張りが解消された

2年前に助産院で長男を出産したのですが、出産直後から乳房の張りと激しい痛みに苦しみました。母乳の分泌が足りないため1か月はミルクも併用していたのですが、とにかく痛かったことを覚えています。

第二子の出産が間近となったときも、そのときの恐怖が忘れられず不安で……。そんなとき「熱刺激をするとラクになる」と聞いたのですが、すぐには信じられませんでした。でも痛みに対する恐怖が勝り、熱したフェイスタオルを8つ折りにして布団の上に置いたビニールに乗せ、肩甲骨のあいだに当たるよう仰向けに寝ました。入院中の5日間、朝晩2~3回ずつ繰り返すと、心配していた乳房の張りと痛みはゼロ。母乳の分泌もよく、今も完全母乳で育児を楽しんでいます。

（34歳　女性　自営業）

[著者プロフィール]

井本邦昭（いもと・くにあき）

1944年、山口県生まれ。井本整体主宰。人体力学・井本整体創始者。医学博士。整体指導者の父・良夫氏より５歳のときから整体の手ほどきを受ける。その後、ヨーロッパで鍼灸を指導する一方で、スイス、ドイツで西洋医学を学ぶ。帰国後から現在に至るまで、東京および山口にて整体指導を続けている。また、後継者育成のため2004年８月にそれまでの原宿教室と音羽教室を統合し、人体力学・井本整体東京本部（東京・千駄ケ谷）を設立。生徒指導のため山口・東京間を往復する日々を送る。著書は、シリーズ累計45万部を超える『弱った体がよみがえる人体力学』（高橋書店）ほか多数。

たった５分で体が変わるすごい熱刺激

2015年12月25日　初 版 発 行
2016年１月15日　第３刷発行

著　　者　井本邦昭
発 行 人　植木宣隆
発 行 所　株式会社サンマーク出版
　　　　　〒169-0075 東京都新宿区高田馬場2-16-11
　　　　　電話 03-5272-3166（代表）
印刷・製本　共同印刷株式会社

ISBN978-4-7631-3460-8 C0030
ホームページ　http://www.sunmark.co.jp
携帯サイト　http://www.sunmark.jp